未知のウイルスSARS-COV-2と
戦った41か月の轍跡

かながわ
コロナ戦記

神奈川県医師会顧問
竹村克二
TAKEMURA KATSUJI

幻冬舎MC

かながわコロナ戦記

未知のウイルスSARS-COV-2と戦った
41か月の轍跡

目次

第2部

コロナへの逆襲

コロナに対する武器と十分な防備を得て
我々は立ち上がった　101

プロローグ

中国原因不明の肺炎　――武漢で44人発症、11人重症――

これは2020年1月6日の産経新聞に載った小さな記事の見出しである。注目すべき記事ではあったが、それ以上の詳しいことは書かれておらず、まさかこれが全世界を震撼させることになるコロナ禍の始まりであろうとは私には当初想像することもできなかった。同じ日の厚労省（厚生労働省）のホームページには武漢渡航者に対する警告が載せられたが、厚労省からは我々医療従事者への注意勧告はまだなされてはいなかった。

しかし、早くも2020年1月15日には相模原市の病院に入院していた患者が新型コロナウイルス感染症患者であることが判明し、1月16日に神奈川県における国内第1例目の新型コロナウイルス感染症患者として公式発表された。

2月には横浜港におけるダイヤモンド・プリンセス号での大量発生という重大事件が発生したため、神奈川県は全国に先駆けて新型コロナウイルス対策に真正面から取り組むこととなった。

神奈川県医師会でも災害時医療救護本部を立ち上げ、ダイヤモンド・プリンセス号への対策について、県および日本医師会と連携を取りつつ、推進していくこととなった。ダイヤモンド・プリンセス号の対応終了後は、新型コロナウイルス感染症対策本部を設置し、本部長は菊岡正和会長、対策副本部長は池上秀明副会長・宮川政昭副会長および筆者、そして公衆衛生担当の笹生正人理事をはじめ、地域医療担当の小松幹一郎理事、災害担当の久保田毅理事、救急担当の田村哲郎理事を中心とし、事務局は地域保健課が担う形であったが、事態の重大さから全理事、全事務局職員もこれに協力するようにとの会長の指示を受け、以後は、全会挙げてのコロナ対策に取り組むこととなったのである。

筆者はもともと消化器がん、特に大腸がんを専門とした外科医である。17年間大学病院に勤務したのち平成4年に相模原市で内科、外科、消化器科を標榜してクリニックを開業した。開業当初から市医師会の運営する大腸がん検診部会に参加し大腸がんの早期発見に努めてきたが、平成17年からはがん検診、その他の検診事業を統括する地域医療担当の理事に選任された。平成27年からは相模原市医師会会長に選任され、2期4年務めた。市の会長を辞した後、2019年の6月に神奈川県医師会の副会長に選任された。

コロナとの遭遇は県医師会の副会長に就任して半年目の頃であった。神奈川県医師会の業務もまだ十分把握していない状況ではあったが、担当する役割の中に公衆衛生が含まれており、自動的にコロナ担当の副会長として菊岡会長をリーダーとするコロナ対策班の一員に指名されたのである。

内科診療はしているが、もと外科医で感染症の専門家でもない。自身は喘息持ちで吸入器が手放せず、通常でも酸素飽和度（SPO2）が94％しかなく、加えて70歳の高齢者。とてもコロナ対策班の適任者とは言えない人選であったが、会長は私よりもっと年上であり、持病も持っておられる。とても断れる状況にはなかった。

宮川副会長いわく、「新型コロナウイルスは全く未知の生命体である。今の時点で新型コロナウイルス感染症の専門家というものは存在しない」「今は全世界の医師が皆素人なのである。それを肝に入れて頑張るしかない」とその言葉だけを頼りにした私のスタートであった。

その後の新型コロナウイルス感染症の流行の経過はよく知られていることであるが、我々医療者がどのようにコロナと対峙し、戦ったかの記録を残しておくことは必要であろう。

コロナに対する初期対応から、それに続く流行期の対応に対し、新聞、テレビ、SNS等、いろいろな方面から我々医療者に対する様々な批判が寄せられた。また医療従事者およびその家族への謂れなき差別も行われた。それらは我々を苦しめたが、同時に同じ量の医療者への感謝の言葉と、支援をいただき、勇気づけられもした。その中で私は、この状況が落ち着いた時、我々医療者が集団としてどのようにしてコロナと戦ったかを記録として残したいと考えていた。

今回のコロナ禍は人類にとって、新型コロナウイルスという未知の病原体に対する挑戦であった。姿の見えないウイルスに対し、診断と治療の臨床経験の積み重ねを通じて、全国の医療従事者が全国の、また全世界の知見を集積して非常なスピードでその全容を解明していった。様々な試行錯誤、蹉跌《さてつ》はあったにせよ、コロナとの戦いにおいて我々医療者がその本筋を誤ったとは今も思っていない。

神奈川においても治療体制を構築するために奔走した人々、現場で診療にあたった人々、地域外来検査センター、在宅療養、臨時宿泊施設、緊急酸素投与センター等で患者の支援にあたった人々、予防接種事業等新型コロナウイルスとの戦いにかかわった多くの人々がいた。

それらの人々が死の恐怖と戦いながら、一人の脱落者も出さず戦い抜いたことは称賛に値すると考える。

我々のコロナとの戦いの記録を残すことによって、多くの人々に真実を知ってもらいたいと考えたのである。

ここでは我々が神奈川において身近に体験したことだけを事実として忠実に記載していこうと思う。医療関係者がいかに真摯に新型コロナウイルスに対峙したかを忠実に記録することが重要であり、後世に遺す教訓はその中に自ずと生まれてくるものであると考えるからである。

本書は学術書ではない。コロナと戦った医療者の姿をそのままに記録する、いわゆる〝戦記〟として記録したいと考えている。コロナに対する医療的な対応という観点からは物足りない内容となっているかもしれないがご容赦いただきたい。

新型コロナウイルスはＷＨＯでは〝SARS-COV-2〟と定義されており、〝SARS-COV-2〟による感染症を〝COVID-19〟と呼ぶことと定義している。

日本の感染症法では〝SARS-COV-2〟は新型コロナウイルス、〝COVID-19〟は新型コロナウイルス感染症と定義されているが、一般には省略してコロナ感染症と呼ばれることも多い。コロナ禍、コロナ対策という表現も同様である。新型コロナウイルスが語られる文脈の中で新型コロナウイルスの名称が繰り返し使われる場合、コロナの名前で代用する場合が多い。

本書も新型コロナウイルスについて記載したものであり、他のコロナウイルスに対する言及はしていない。本書でのコロナという表現は新型コロナウイルスを指すものとして読んでいただきたい。

COVID−19の統計は神奈川県の集計したデータを用いた。患者数、流行の期間、感染のピーク等に関しては新聞等で報じられた全国集計の数字とは異なっているのでご留意いただきたい。

第1部

コロナ初期

未知のウイルスに対し
我々は戦う武器もなく、
防備の支度もない中で立ち上がった

I

未知のウイルスが日本に上陸

〈感染初期〉国内初の感染者が神奈川県で発生

新型コロナウイルス（SARS-COV-2）は２０１９年の11月には武漢で死者も出る感染流行の兆しを見せており、ＷＨＯでもその徴候を把握していたというが、中国政府がその存在を公表したのは１月９日であった。

１月10日にはその原因ウイルスが新型のコロナウイルスであると報告され、日本にもその遺伝子情報が公開された。１月14日には国立感染症研究所でのＰＣＲ検査が可能となっている。

国内患者の発生第１例目の報告は産経新聞報道からわずか９日後の１月15日で、神奈川県においてであった。

幸いにも初発患者1名の発症にとどまり、感染の拡大はなく終わったが、これには幸運が三つ重なっている。

幸運の一つ目は受診前に患者さんの妻が電話で第2種感染症指定医療機関である相模原協同病院に相談していたことである。

相模原市内在住の男性は武漢に里帰りしていた1月3日に発熱があったという。6日に帰国し、市内の診療所を受診した。しかし症状が改善しないため妻が相模原協同病院に電話で相談していたのである。

武漢からの帰国者であることを聞いた職員は、相模原市保健所に相談したが、「まだ法的な位置付けが決まっていない伝染病なので、保健所に指示する権限はない」と言われたという。院長と相談し、同病院の判断で患者の受け入れを決断し、奥さんに受け入れを告げる電話をした。患者はすでに他の病院に行っていたため、奥さんが迎えに行き、協同病院を受診した、という経過であった。

幸運の二つ目は、入院した病院が第2種感染症指定医療機関であったということである。

を語っている。

「まさか、うちにというのがまず第一番の印象でした」と井關《いせき》治和前院長は当時の様子

「ちょうどその朝、毎朝職員に出す〝病院長メッセージ〟で新型コロナウイルスへの注意喚起を出したばかりだったので、同ウイルスに対する警戒は当然していたが、新型コロナウイルスに対する感染症への対応方針は当時全く定められておらず、診断方法さえなかった。その中で相談した保健所からの連絡は『新型コロナウイルスへの扱いは感染症法ではまだ定まっておらず、その対応は病院のご判断を尊重したい』というものであった」という。

患者はX線検査の結果、肺炎と診断され、直ちに医師の判断で入院のうえ、治療を行うこととなった。

前院長は新型コロナウイルスによる感染症を2類相当の感染症と位置付け、長年使われていなかった感染症病棟で治療を行うことを決断したという。

患者は明確なゾーニングが行われた感染症病棟にある陰圧室（病原菌が病棟内に漏れないように、病室内を陰圧にして病原菌を病棟外に誘導する装置の備わった部屋）に入室し、訓練を受けた感染症病棟のスタッフがPPE（手袋、N95マスク、ゴーグル、フェ

イスガード、感染防御衣からなる感染防御セット）を装着して感染防御を行いながら治療を行った。

国がCOVID-19を2類相当の感染症と定めたのは2月13日であったことを考えると井關前院長の決断はまさに的を射たものであったといえる。

その結果、このケースにおける病棟内での感染の伝播はゼロであった。日頃から2類感染症治療に対する研修と訓練を受けたスタッフが揃い、装備の整った施設で素早く治療が行われたことは非常に幸運であった。

幸運の三つ目は14日から国立感染症研究所でのＰＣＲ検査が可能になったことであった。第2種感染症指定医療機関であった協同病院にはいち早くその連絡が届いていた。早速検体を国立感染症研究所に送り、14日に検査結果が届けられたが、届いたＰＣＲ検査の結果は陰性であった。その結果を受けて患者が15日に退院するという手違いが生じたが、翌日検査方法を変えてＰＣＲ検査を行ったところ、陽性となったため新型コロナウイルス感染症と診断されたのである。これを受けて16日厚労省から国内第1例目のCOVID-19患者の発生として発表された。

相模原市保健所は国立感染症研究所の助けも借りて、患者の家族とその濃厚接触者、患者の受診した診療所、病院での濃厚接触者等38人に対するPCR検査も行ったが、全員の陰性が証明されている。

ここで第2種感染症指定医療機関について解説しておくこととする。

感染症指定医療機関は第1種感染症指定医療機関と第2種感染症指定医療機関に分けられ、第1種感染症指定医療機関は県内では横浜市立市民病院1か所で2床の感染症病床を有しており、主に1類感染症患者を専門に隔離治療する病院である。第2種感染症指定医療機関は県内に8病院あり72床の感染症病床を有しており、主に2類感染症患者を専門に治療する病院である。

2類感染症とは感染力や罹患した場合の重篤性等に基づく総合的な観点から見た危険性が1類感染症に次いで高い感染症で、急性灰白髄炎、結核、ジフテリア、重症急性呼吸器症候群、中東呼吸器症候群、鳥インフルエンザ（H5N1）、鳥インフルエンザ（H7N9）の五つの疾患がある。2020年2月1日にCOVID-19が感染症法に基づく指定感染症に指定され、2月13日に2類感染症相当扱いとされた。

感染症指定医療機関は感染初期に感染者を隔離して治療し、感染の拡大を防ぐ目的で設置されており、感染症病室は陰圧室を使い、病棟への病原菌の侵入を防ぐとともに、病棟を感染患者の入院病室等を感染の可能性の高いレッドゾーン、ＰＰＥの着脱のためのスペース等を感染の可能性のあるイエローゾーンとし、それ以外の部分は感染の可能性の低いグリーンゾーンとして厳密に区別し、病棟内での感染拡大を予防するための対策が取られている。

レッドゾーンで働くスタッフは感染予防のための訓練を受けた専門の人たちで、ＰＰＥを装着して感染を防御しながら診療、看護を行い、イエローゾーンと呼ばれる部屋でＰＰＥの着脱を行い、消毒した後グリーンゾーンへと戻ることになっている。

この中で働くスタッフは定期的に感染予防のための研修を受ける熟練した医療従事者である。

COLUMN

余談がある。相模原協同病院は当時新病院への移転が決まっていたが、建設準備の過程で市との協議の中で、新病院の感染症病棟の設置への市の補助の確約は今の時期ではまだ難しいという旨の発言があったというのである。当時の先々代院長先生は怒り心頭で、相模原市医師会にその対応策について相談に来られた。感染症病棟の建設と維持にかかわる費用は市の補助金によって賄われている。「2類の感染症病床は近くの平塚市にもあるのだから相模原市にはいらないでしょう」というのが市側の言い分だという話であった。

当時相模原市の医師会長であった私も全く院長と同意見であった。「県内に72床しかない感染症病床が、相模原市の都合によって減らされることがあってはならない。70万の人口を有する政令指定都市である相模原市のなすべきことではない」と市には医師会からも厳重な抗議を行った。

当時相模原市保健所長は鈴木仁一氏であった。鈴木先生は「以前より、相模原協同病院院長から、市に対して感染症病床設置費用の補助について要望を受けていました。市は基本的には全額補助予定の腹積もりでおりましたが、ご存じのように市の予算は単年度単位であり、議会の承認を受けないと決定されないものなのです。また、当時は感染症病床の設置費用がどのくらいになるかの見積もりができていなかったため、市長といえども公に『予算を付ける』とは言えない状況であった」と教えてくれた。

「できない」という言葉が独り歩きした末の誤解であったが、当時は保健所自体もその予算は削減され、保健所機能を縮小せざるを得ないという方向に進んでいたのは事実である。これは相模原市だけのことではなく、日本国中がその方向で進んでいたのである。

ただ、その少ない人数の中で保健所の方々が夜も徹する覚悟で奮闘されていたことを記しておきたい。

札幌市、相模原市が全国に先駆けてCOVID-19の流行拡大とクラスターの発生を見たが、この時期における相模原市保健所の様子を鈴木仁一先生にうかがうことができた。

「発生当時は、相模原市保健所の対応が他の保健所に比して『後手』に回ったことはないように思います。特に、初期の段階で病院、特別養護老人ホーム等で患者が発生したと連絡を受けた場合、直ちに職員が駆け付けて、入所者全員のPCR検査を行い、翌日には結果を出すスピードは褒められていました」

数少ない機材の中での作業であったため、夜を徹しての検査が行われたこともあったという。

2類感染症であるCOVID-19の診断と治療、拡大防止のための対策等々はすべて保健所の権限で行われる。コロナの流行初期にその対応が後手に回ったことの原因の一つとして保健所におけるPCR検査が十分にできなかったこと、当初は人員の配置が少なかったことが挙げられている。

国民の生命を守る医療は必要欠くべからざるものであるが、それにかかる費用は膨大なものであり、国からはいつも歳出抑制の圧力を受け続けている。必要のないものにお金をかけることはないが、不必要に見えて実は非常に重要な役割を持っているものもある。新興感染症や災害に対する備えがそのいい例である。

いつ我々を襲うかもしれない次なる新興感染症に対応するため、平時においても常に危機意識を持って準備していくこと、その重要性を行政に理解してもらう努力を今後も続けていくことの大切さを痛感した。

II

船内で起きた〝災害〟

〈流行初期〉ダイヤモンド・プリンセス号での集団発生

２０２０年1月16日の第1例目の発表に続いて、24日から28日までに国内で４例の感染者が報告されたが、これらはいずれも武漢から来た旅行者、あるいはその旅行者との接触がわかっている感染者であった。

しかし28日の奈良での国内６例目の感染者は海外渡航歴がなく、武漢からの旅行者との接触も確認できない感染症例であった。同様の感染例が29日に１例大阪でも確認されて、国内でのヒト―ヒト感染の始まりが報じられた。

1月31日にようやくＷＨＯから新型コロナウイルスが「国際的に懸念される公衆衛生

上の懸念事態（PHEIC）」に該当すると報告され、2月1日には我が国でも新型コロナウイルスが感染症法・検疫法に基づく指定感染症・検疫感染症に指定され、ようやく検疫での水際対策が行われることとなった。

まさにぎりぎりの決断であったといえるが、その中でダイヤモンド・プリンセス号が横浜港に帰港したのである。

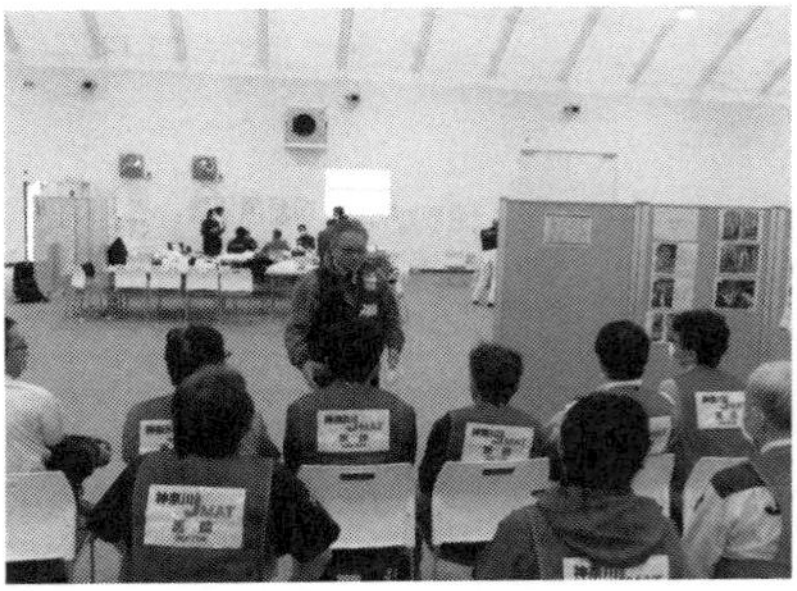

ダイヤモンド・プリンセス号の船内

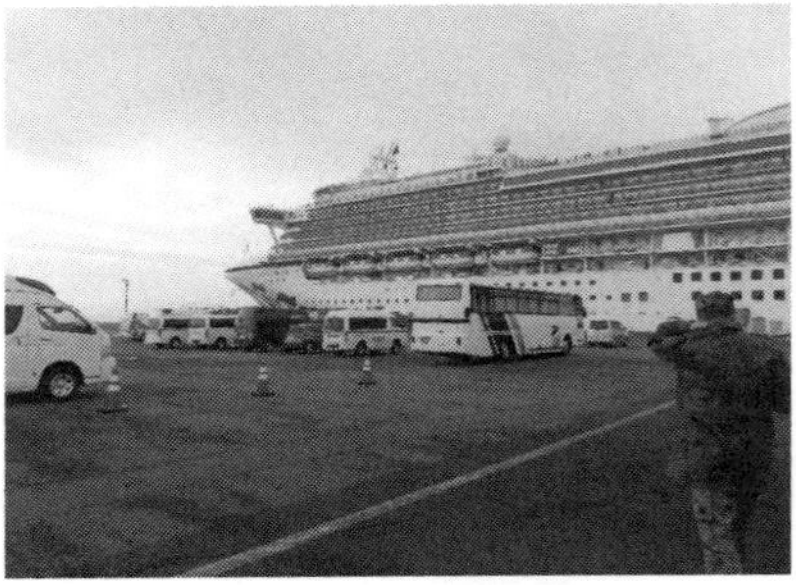

ダイヤモンド・プリンセス号の外観

ダイヤモンド・プリンセス号は英国船籍のクルーズ船で1月20日横浜港を出発し、鹿児島を経由して1月25日に香港着、その後ベトナム、台湾、那覇を経由して、2月3日横浜港に帰港する予定であったが、横浜から乗船し、香港で下船した男性乗客が下船後発熱し、検査の結果2月1日にコロナ感染が確認されたのである。

横浜帰港に先立ち2月1日に那覇港で仮検疫を完了し、横浜港での下船許可が下りることとなっていたが、日本政府はクルーズ船の横浜への帰港を許可するとはしたものの、下船の前にCOVID-19に対する検疫を実施することに決定した。

横浜港に入港した3日夜に発熱等有症状のある乗客とその濃厚接触者を合わせた273名に対して検疫法に基づくPCR検査を実施した。4日に結果の判明した31検体中10検体のPCR陽性が確定し、10名のCOVID-19感染者がいることが確認された。患者10名は速やかに下船し、県内の第2種感染症指定医療機関に搬送された。

陰性が確認された乗客についても、その後の発症がないことが確認されるまで、2週間の観察期間とその後のPCRの再検査が必要となる。また船内に残るすべての乗客乗員にも診察のうえでPCR検査による陰性確認を行う必要があった。

厚労省から検疫所への増員が決定され、橋本岳厚生労働副大臣、自見はな子厚生労働大臣政務官が横浜入りし現地指揮をとる体制となった。同時に自衛隊にも協力依頼が出され、自衛隊医官、搬送支援の隊員が到着した。県にも受け入れ病院の手配と患者搬送の依頼がなされた。

30例中10例のCOVID–19患者に初回の検査結果が出たことにより、検査が進めばさらに多数のCOVID–19患者が出るであろうことが予想された。県内の第2種感染症指定医療機関感染症病床ではすぐに賄い切れなくなる。県内の一般病床をコロナ病床に変換する必要があり、それでも対応し切れない患者は県外の病院の協力を求める必要も出てくるであろう。最悪の事態を想定し、県はその対応に災害対応のＤＭＡＴ（後述）の派遣を要請した。５日には黒岩知事が「災害」を宣言し、ＤＭＡＴの派遣要請を行い、調整本部長として阿南英明先生が県庁に招聘され指揮をとった。

７日には２７３名すべてのＰＣＲ検査結果が判明し、61名がCOVID–19患者であったことが報告された。

日本医師会の石川常任理事から地元の神奈川県医師会にダイヤモンド・プリンセス号への直接の協力依頼があったのは２月11日建国記念日であった。

この日はちょうど72周年の神奈川県医師会創立記念祝賀会が開催され、本会役員全員が参加しており、日本医師会の横倉義武会長他の役員の先生方も招待されていた。まず菊岡会長の指示のもと担当役員が集められ、日本医師会の石川常任理事から詳しい説明があり、横倉会長からも直接の要請が伝えられた。菊岡会長が協力の意志を伝え、担当役員と日本医師会の石川常任理事とで対応策を検討し、理事会に諮ってその対応策を決定することとした。

翌2月12日には厚生労働大臣政務官であった自見はな子参議院議員も石川理事と同行して県医師会に来られ、厚労省からの直接の協力依頼があった。その後も石川常任理事が何回か県医師会に来訪され詳細が詰められていった。

ＰＣＲ検査の検体採取は自衛隊から派遣された医官が対応してくれることとなり、医師会は乗客の診察と診断に集中できることとなった。医師の他に看護師、事務員の３者がＪＭＡＴ（後述）チームとして船室を回り、診療に携わることとした。２月12日までにすでに１７４名の感染者が判明しており、その数はさらに増加することが予想された。短期間に１か所にコロナ患者が集中した場合、通常医療で対応することは困難である。災害時対応で行うしかないことが確認され、神奈川県庁に対策本部が立ち上げられ、これと連動する形で２月12日には神奈川県医師会に災害時医療救護本部が立ち上げられ、県と協力しつつその対応にあたることとなった。

すでに診断のついているコロナ患者の受け入れ先の病院選定と搬送業務を行うため、神奈川県ＤＭＡＴが県庁に招集され、活動を開始しており、県医師会も医師、看護師、事務員の派遣をＪＭＡＴとして行う事としたのである。県医師会、県下の郡市医師会に呼びかけて医師、事務職の参加を募った。看護協会への協力依頼を行い、看護師の参加募集を行った。

本会から日本医師会に要望したのは以下の2点である。一つは感染予防のため万全の対策をしてほしいということ、もう一つは万が一感染した場合の補償をしっかり準備してほしいということである。一つ目の対策は当然のこととして準備され、参加したＪＭＡＴ隊員は乗船に先立ち大黒ふ頭でＰＰＥ装着の指導と感染症対策についてレクチャーを受けることとなった。

二つ目の要望には困難さが伴った。ＪＭＡＴの参加にはもともとＪＭＡＴ保険というものが準備されていたが、これは事故に対する補償であって、疾病は含まれていなかった。コロナ感染で死亡する可能性もあり、感染によって診療を休まなくてはならなくなる場合もある。開業医に参加してもらう場合はその休業手当も必要となる。これには石川常任理事が素早く対応してくれ、厚労省、保険業者と交渉してコロナ対応の新しいJMAT保険を創設してくれた。保険料は県医師会が仮支払いし、その全額が県を通して国から補填されるというものである。

業務は乗客の診察である。発熱等の症状がないかといったCOVID-19の問診の他に、持病の有無と現在の健康状態も含めた一般診療、服用薬剤の内容の確認、今後の船内滞在に耐えうる健康状態にあるかの判断、等々その役割は多岐にわたる。気候は冬であったが、暖房のきいた船内でN95マスクを含めたPPEのフル装備での船内での活動はそれだけで重労働であったし、外国人乗客も多く、通訳を介しての診察は困難を極めた。狭い船内に閉じ込められ、情報も不十分という環境下に留め置かれた患者さんのストレスも相当であり、いろいろな苦情も受けたとの報告もあるが、通常の診療を犠牲にしてボランティアでJMATに参加してここに来ていることを伝えると、感謝されることが多かったという。

また参加した先生が自ら乗員の診察を申し出てくれ、乗客に続いて、乗員の診察が行われた。当初は乗客の診察のみを想定していたため、この申し出は乗員をはじめ、多くの人たちに感動を与えたと聞いている。参加いただいた医師、看護師、事務の皆様には

千葉県		業務内容	ミッション対象者	問診者
医師	看護師			
– –	– –	クルーのうち、発熱などの症状がある者に対して問診を実施。	クルー 88名	74名
– –	– –	午前中カルテ作成後問診。 午後カルテ引継ぎ問診。 1隊60名の問診を実施。	乗客 615名	586名
– –	– –	2/15と同様。 J-SPEEDの入力業務開始。	乗客 1,161名	1,088名
– –	– –	全室の問診を完了すべく、引き続き問診業務。 (厚労省医務官8名乗船)	乗客 1,106名	974名
2 –	– –	不在で問診未実施の方、言語の問題で問診が不十分であった方に問診実施。クルー100名程度(隔離されていた者)。	クルー 93名 乗客 不明	93名
– 1 1	– – –	健康なクルーを対象に、船内に問診所を設け、一度にクルーの問診を行う。	クルー 988名	968名
4名	**0名**		**4,051名**	**3,783名**

深い感謝を申し上げたい。

検疫業務は順調に行われ、検疫終了による下船は我々の業務の終了日である2月19日午前10時から始まった。同室者ともにPCR検査陰性で、健康チェックで異常なしという条件の揃った443名の方がこの日ダイヤモンド・プリンセス号を下船された。2月23日に最後の1名の乗客が下船し、乗客に対する検疫は終了したのである。

乗員乗客3806名中感

表1　ダイヤモンド・プリンセス号の乗員乗客への対応状況

日時		神奈川県医師会			東京都	
		医師	看護師	合計	医師	看護師
2月14日（金）	午前9～13	–	–	–	–	–
	午後13～17	8	10	18	–	–
2月15日（土）	午前9～13	5	9	14	–	–
	午後13～17	14	-	14	–	–
2月16日（日）	午前9～13	10	8	18	–	–
	午後13～17	9	8	17	–	–
2月17日（月）	午前9～13	2	0	2	–	–
	午後13～17	4	1	5	–	–
2月18日（火）	午前9～13	2	4	6	–	–
	午後13～17	6	3	9	1	–
2月19日（水）	午前9～13	6	7	13	3	1
	午後①13～17	7	7	14	3	1
	午後②17～	0	0	0	1	1
合計		**73名**	**57名**	**130名**	**8名**	**3名**

作成元：神奈川県医師会　健康医療課

染者は最終的に７１２名に及んだ。実質上国内最初の大規模なコロナのクラスター発生であった。我々には貴重な経験となった（法律的にはダイヤモンド・プリンセス号船内は日本国外であり、検疫と診断は船内で行われたため、「国外で発生したコロナ患者を日本に上陸させ、治療を行った」という扱いとなり、ダイヤモンド・プリンセス号で発生したCOVID-19患者は国内発生にはカウントされていない）。

ＪＭＡＴ活動の全容を表１に示す。活動は2月14日から2月19日までであり、ミッション対象者は４０５１名でこのうち３７８３名の診察を行った。派遣医師は延べ73名、看護師は57名であった。他に東京都から医師８名、看護師３名、千葉県から医師４名の協力を得た。

派遣郡市医師会は横浜市、川崎市、横須賀市、鎌倉市、小田原、茅ケ崎、座間綾瀬、藤沢市、秦野伊勢原、足柄上、厚木、相模原市の12医師会で、ご協力いただいた医師は全県内にわたる。県医師会からも災害担当理事の久保田毅先生、救急医療担当の田村哲郎先生をはじめ多くの先生にご尽力いただいた。

このＪＭＡＴ活動にご参加いただいた皆様の中でのコロナ感染者はゼロであった。横浜税関のご協力を仰いで希望者に対して行ったＰＣＲ検査の結果では全員が陰性であり、安堵したものである。

これをもって神奈川県医師会の災害時医療救護本部は解散となったが、コロナ対策本部を設置し、神奈川県医師会はこれを教訓として、今後起こるであろう国内でのCOVID-19の感染爆発に備えるべく、日本医師会、神奈川県との協議を通じていち早くコロナ診療体制の確立のための準備を始めることとなった。

COLUMN

ダイヤモンド・プリンセス号の帰港は国、県にとっては黒船の来航のようなものであったろう。

未知の感染症の患者が一時に多数、船に乗って横浜港に押し寄せた。しかも船は外国籍で、船の中は外国なのである。

国は上陸のための検疫を行うという名目で、検疫所を管轄する厚労省が、船内の感染症対策に介入した。

乗客乗員のPCR検査と感染者も移送のため、自衛隊医官、搬送支援の隊員の派遣が要請された。船内で陽性となった乗客は速やかに下船させ、入院させたが、その濃厚接触者、残る乗客、乗員に対する診察も必要であり、これには医師会の会員がJMAT隊員として参加したのである。身分は国の検疫所の非常勤という扱いであった。

上陸した患者の入院する病院の手配は神奈川県に依頼された。

長期間乗員を船内にとどめて苦しめたと外国からの非難は受けたものの、乗員乗客3806名、COVID-19患者712名を短期間に下船させ、すみやかに病院に入院、治療を受けさせることができたことは我々に大きな教訓を残してくれた。

来るべき国内におけるコロナの大流行に備えるべく、国、県、医師会は危機感を共有して、ともに立ち向かうこととなったのである。

III

神奈川県ではコロナへの対応は〝災害時医療〟として始まった

災害時医療とは（ＤＭＡＴ、ＪＭＡＴの仕組み）

神奈川県ではダイヤモンド・プリンセス号への対応として災害時医療対応とすることを決断した。災害時医療とは阪神・淡路大震災を教訓として整備されてきたもので、広域災害発生時に緊急医療支援を行うためのシステムである。東日本大震災を経てその制度はさらに改良されたものとなってきている。

災害時医療体制は複雑で一言で説明することはできないが、この災害時医療の考え方が、特に神奈川におけるコロナ対応の重要な要素となっているため、この項では今回の活動の中心となったＤＭＡＴ、ＪＭＡＴについて説明しておきたい。

広域災害発生に備えて、各都道府県は災害拠点病院を指定している。災害拠点病院は災害発生時の患者受け入れの体制を整えるとともにＤＭＡＴを組織している。ＤＭＡＴはスタッフが救急車に準じた装備を有する車両に乗って、その地域の災害発生にはその初期から院外で活動し、医療支援にあたる。さらにＤＭＡＴには他の地域に起きた大規模災害に際しても、その災害初期から都道府県からの要請に対応して、発災直後から派遣されることになっている。そのため、いつどこで起こるかわからない災害ではあるが、災害が起これば要請に応じて直ちに出動できる準備を整えている。

広域災害が発生すると直ちに厚労省に災害対策本部が設置され、被災県に設置された災害対策本部と連携して災害対策にあたる。ＤＭＡＴは被災県の要請を受けて、所属する県の要請、ないしは厚労省の直接の派遣要請により出動する。

ＤＭＡＴ（Disaster Medical Assistance Team）は災害急性期に活動できる機動性を持ったトレーニングを受けた医療チームと定義されており、医師、看護師、業務調整員（医師・看護師以外の医療職および事務職員）で構成され、48時間以内に現地に到着し、現地の災害拠点病院に協力して、医療支援活動をすることとなっている。その活動期間は48時間以内が原則であり、それを過ぎれば特別な理由のない限り別のＤＭＡＴと交代するのを原則とする。

ＤＭＡＴおよび災害拠点病院は都道府県単位で構成され、広域災害発生時は所属する都道府県の指示により派遣されることとなるが、その活動は県内にとどまるものではない。ＤＭＡＴの活動も、災害拠点病院での患者の受け入れも、広域災害に際しての備えであり、県を越えての活動を視野に入れ、毎年全国レベルでの災害訓練が行われている。

ＪＭＡＴは日本医師会の組織する医療支援グループである。ＪＭＡＴ（Japan Medical Association Team）は、ＤＭＡＴの緊急的な支援を引き継ぎ、被災者の生命および健康を守り、被災地の公衆衛生を回復し、地域医療の再生を支援することを目的として創設された。人員構成はＤＭＡＴと同様であるが、構成員は地域医師会の会員より募集し、医師、看護師、事務員がチームを構成し応募する。これを県医師会に申請し、日本医師会から承認されて登録するものである。

広域災害発生時には日本医師会、県医師会、あるいは県からの支援要請を受け、県医師会でＪＭＡＴチームを選任し、派遣される。主に、災害急性期以降における避難所・救護所等での医療や健康管理（災害前からの医療の継続）。さらに、被災地の医療機関への円滑な引き継ぎに至るまでその活動は多様かつ広範囲に及ぶ。活動期間は１週間を基本とし、特別な事情のない限り後続のＪＭＡＴに引き継ぐのが原則である。

ＤＭＡＴ、ＪＭＡＴともに毎年ＤＭＡＴは厚労省主催の、ＪＭＡＴは日本医師会主催の研修会があり、非常時に備えるとともに、平時の横の連携も図られるよう訓練を受けている。

ＥＭＩＳ（広域災害救急医療情報システム）は災害現場での活動に欠かせないツールである。災害時における情報提供を目的としたシステムで、医療機関での患者受け入れ可否の照会、病院の被災状況や稼働可能な職員の確認を可能としており、医療機関の混乱により患者対応ができない事態を回避するために役立てられている。

災害時医療情報の入力・検索・集計は厚労省、県の災害対策本部で行われ、ＥＭＩＳを通して災害対策本部から直接地域病院への協力可能な体制についての問い合わせができるようになっている。地域病院からの被害状況、受け入れ可能状況等の報告が入力される。ＤＭＡＴ、ＪＭＡＴへの活動状況の問い合わせも同様で、ＤＭＡＴ、ＪＭＡＴから対策本部への活動報告もＥＭＩＳを通して行われる。ＥＭＩＳはメーリングリストといった情報共有の機能を有し、災害時医療に携わる者が同時に被災の状況と、災害活動の状況をリアルタイムに共有できる双方向性の情報共有システムとして重要なツールである。

ダイヤモンド・プリンセス号におけるコロナ感染の発生は災害とは分類できないが、横浜港に突然降り落ちた厄災で、乗員乗客３８０６名に対し、緊急にかつ短時間のうちに、診療、検査を完了することが必要である。おそらくその地域では対応できないほどのコロナ患者が発生するであろうが、その患者を受け入れる病院の手配、受け入れ医療機関への搬送も短時間で完了しなければならない。

コロナ感染症は災害に分類することはできないが、このように突然に舞い降りた大規模な厄災に対して、瞬時に医療活動を展開するためにはＤＭＡＴ、ＪＭＡＴを利用するしかない、というのが神奈川県の考えであった。

県からの要請を受け、統括ＤＭＡＴであった阿南医師が招聘され、神奈川の災害対策本部のＤＭＡＴ調整本部長として就任した。

ＤＭＡＴは4、５人の小さなチームであるが、大規模な災害では多数のチームが参集して大きな組織として活動を展開する。例えば２０１１年3月の東日本大震災では３８５チームが招集された。このような多数のＤＭＡＴを機能的に運用するためには階層的に本部機能、指揮所機能を設置して組織運用をする必要がある。それを率いるリーダーを統括DMATと呼ぶ。複数のチームを過不足なく運用するためには組織論、リーダー論等の知識が必要である。各都道府県から推薦された限られた医師が所定の統括DMAT研修を受け、厚労省から認定されて統括DMAT登録者になる。

統括DMAT登録者は各本部の本部長や指揮所のリーダーに就任する資格の基本となり、後述するEMISの情報管理において本部や指揮所運営に関して必要な統括者権限を付与されるものである。

すなわち広域災害時では現地における従来の医療機能がマヒしていることを想定して、広域な医療資源の有効活用を行うべく、非常時の医療提供体制を確保するための緊急時対応のための指揮系統を創設することとしている。

非常時には従来の慣習にとらわれない非常時のシステム構築が必要である。COVID-19の感染爆発という非常事態に対処するためには災害時医療の適用は避けて通れないものであり、ダイヤモンド・プリンセス号からの患者搬送にあたり県が「災害」を宣言し、DMATの派遣要請を行い、統括DMATであった阿南英明先生を招聘したことは黒岩神奈川県知事の英断であったと思う。ダイヤモンド・プリンセス号の事件が過ぎた後も阿南先生はこれに引き続いて起こるであろうCOVID-19の流行に向けての対策づくりに尽力された。それが「コロナ診療の神奈川モデル」と呼ばれる医療体制の構築である。

藤沢市民病院の副院長であった阿南先生は新型コロナウイルス感染症神奈川県対策本部室の統括官として、また国のアドバイザリーボードの一員として以後の3年半をコロナ対策の先頭に立って活躍してこられた。ダイヤモンド・プリンセス号での混乱の中で、得難い人材を神奈川は得たのである。

コロナ病床の確保

ダイヤモンド・プリンセス号船内で発生した769名のコロナ患者は症状に関係なく、感染症法の規定によりすべて入院加療が必要であったが、その受け入れ病院の選定と搬送はDMATの活動にゆだねられた。当時2類感染症の対応病床は県内でわずか74床に過ぎなかった。県内病院に新たに感染症病床を用意してもらい203床を確保したが、急場の対応には追い付かず、自衛隊中央病院を有する東京都に214名、千葉県の60名を筆頭に近県の埼玉（20名）、群馬（23名）、栃木（11名）、茨城（25名）、山梨（18名）、長野（14名）にお願いして広域搬送を行った。その他、ちょうど開院準備中の藤田保健衛生大学病院での受け入れを快諾いただいた愛知県には135名の受け入れをしていただき、その他宮城県、福島県、岐阜県、静岡県、大阪府、奈良県と本当に多くの都道府県にご協力をいただき、患者全員の病院収容が可能となった。

残念ながら13名の死亡者を出したものの、何とかこの危機的状況を乗り越えることができたのは県域を越えた広範移送を可能とした災害時医療の適用の賜物であり、それに加えて、2類感染症病床の利用という従来の感染症対策の体制では一時にこのような大量の感染症患者に対応することはほとんど不可能であった。県は国と協議し、感染指定医療機関以外での患者受け入れが可能であるとする体制変換を行って緊急事態を乗り切ることができたのである。

これにより一般病床を感染症病床に変換することが可能となり、その後起こってきた感染拡大の波に対し十分な準備をもって対処することが可能となった。この項でのテーマであるコロナ診療の神奈川モデルはまさにこのような経験を経て生まれたものである。

今回の事態は神奈川県だけに起こった緊急事態であり、予想だにしなかったことで、何の準備をする暇もなかった。他県への協力依頼はやむを得ないことであったと言えるが、近い将来に予想されるCOVID-19の感染蔓延期においては全国各県で同時におそらく今回よりはるかに多くの患者が発生する事態となろう。他県の手伝いをできる県はほとんどないと考えていい。県内で発生したすべてのCOVID−19症例の治療はすべて県内で治療しなければならないであろう。そんな事態に備えるため、県内で完結するコロナ診療体制の構築は喫緊の課題であった。

また同時に軽症患者に関しては自宅療養、宿泊施設での経過観察を行い、入院を必須としない対応が可能とする対応変更を視野に入れざるを得ないと考えていた。

実際に、感染が拡大し、2つのクラスターが発生した相模原市においてはすべてのCOVID−19患者の市内での病院収容ができなくなり、全国に先駆けて、市独自の対策として、2020年2月から軽症のCOVID−19患者さんに対する自宅療養の要請を開始した。

自宅療養中のコロナ患者には、期間中の経過観察と療養終了を決定するための診察と検査の実施が必要である。

市はこれを相模原市医師会に委託し、自宅療養を行う施策を開始したのである。相模原市医師会がこの事業を受託した期間は2020年3月26日から5月13日までであった。

このように行政から依頼されて医師会がコロナの診療、検査を行うということは前例のないもので、全国に先駆けたシステムであった。

相模原市医師会会長の細田稔先生は当時を振り返り次のように述べている。

「医師会が開設している4か所の急病診療所のうち、土・日曜日のみ診療していた北メディカルセンターを活用し、診療していない平日の時間帯にコロナ患者を受け入れようということになりました。

相模原北メディカルセンター急病診療所は、相模原市緑区役所内にある施設であったため、風評被害が起こることを心配し、また利用者や周辺の住民に迷惑がかからないように事業自体の公表も行わず完全非公開で実施しました。

そして、この時点で医師会員の先生方がコロナ患者の診療を行うことは初めてのことであり、まずは担当医やスタッフへの感染を防ぐことを第一に考えました。万が一会員の先生が感染してしまった場合には、休業補償制度を利用できるように市と交渉する等、システムづくりに大変苦労した記憶があります。

また、会場は、レッド、イエロー、グリーンゾーンを明確に区別し、スタッフは十分な指導を受けたうえでPPEを着用し、診療の際は、紙カルテに記載しましたが、レッドゾーンで使用した書類はグリーンゾーンには持ち出さず、デジカメで撮影し保存する等、感染防止策を徹底しました。

事業開始当初に従事した医師は、医師会の役員が中心でしたが、全会員に協力を呼びかけたところ、手を挙げてくれる会員も複数いて大変助かりました。診療補助は、市保健所の保健師と診療放射線技師が担当し、手際もよく限られた時間内でスムーズに診療を行うことができました。

期間中49名の自宅療養中のコロナ患者が来院され、診察と検査を行いました。当時はコロナ患者の治癒を証明するにはＰＣＲ検査を行い陰性であることを確認する必要がありましたが、２回の検査で陰性化しない症例も多く、治癒の時期を決定するのに苦労しました。

会場は急病診療所であったためレントゲン検査装置があり、必要に応じて検査を行うことで重症化を見逃さないよう気を使いました。

その他、保健所から依頼された濃厚接触者14名、疑似症例15名、その他20名の方たちにも診療、検査を行っています。結果、診療に従事したスタッフに感染はなく、初期の目的を達成することができ安心しました」

県は2月25日コロナ発生時以来のコロナ対策チームに加えて、民間人の畑中洋亮氏（統括官）と6名の民間人の支援を要請し、4月1日にはDMAT調整本部長として指揮にあたってきた阿南英明医師を医療危機対策統括官に迎えて体制の強化を行った。

コロナ対策の検討委員会は新たには設けず、従来からあった神奈川県感染症対策協議会をもって行うこととした。感染症対策協議会には公衆衛生担当理事の笹生正人先生が参加しており、県病院協会からの推薦枠ではあるが、県医師会地域医療担当理事の小松幹一郎先生も委員として参加している。

また具体的な施策決定にあたっては県医師会と県病院協会には素案の段階から何度か意見聴取のための県との打ち合わせ会が設けられ、詳細が詰められていった。

入院病床の確保は最重要事項で、県病院協会と協議して、協力病院を募り、かつ対応可能な病床数を定めた。ただ流行の規模によって必要な病床数は異なるため、無駄な病床の確保は避ける必要がある。そこで1日あたりの患者発生数に応じて流行の規模をフェーズ1から4に分け、それぞれのフェーズに必要な病床数を設定した。まずフェーズ1の病床は最低限確保する。この時期に患者が増加し始めた時は上昇の予想曲線からフェーズ2への移行時期を推定し、その手前でフェーズ2の必要病床を確保して備える。上昇が続くようなら同じ手順でフェーズ3の病床確保に進み、さらにフェーズ4への病

図1　神奈川モデルのシェーマ

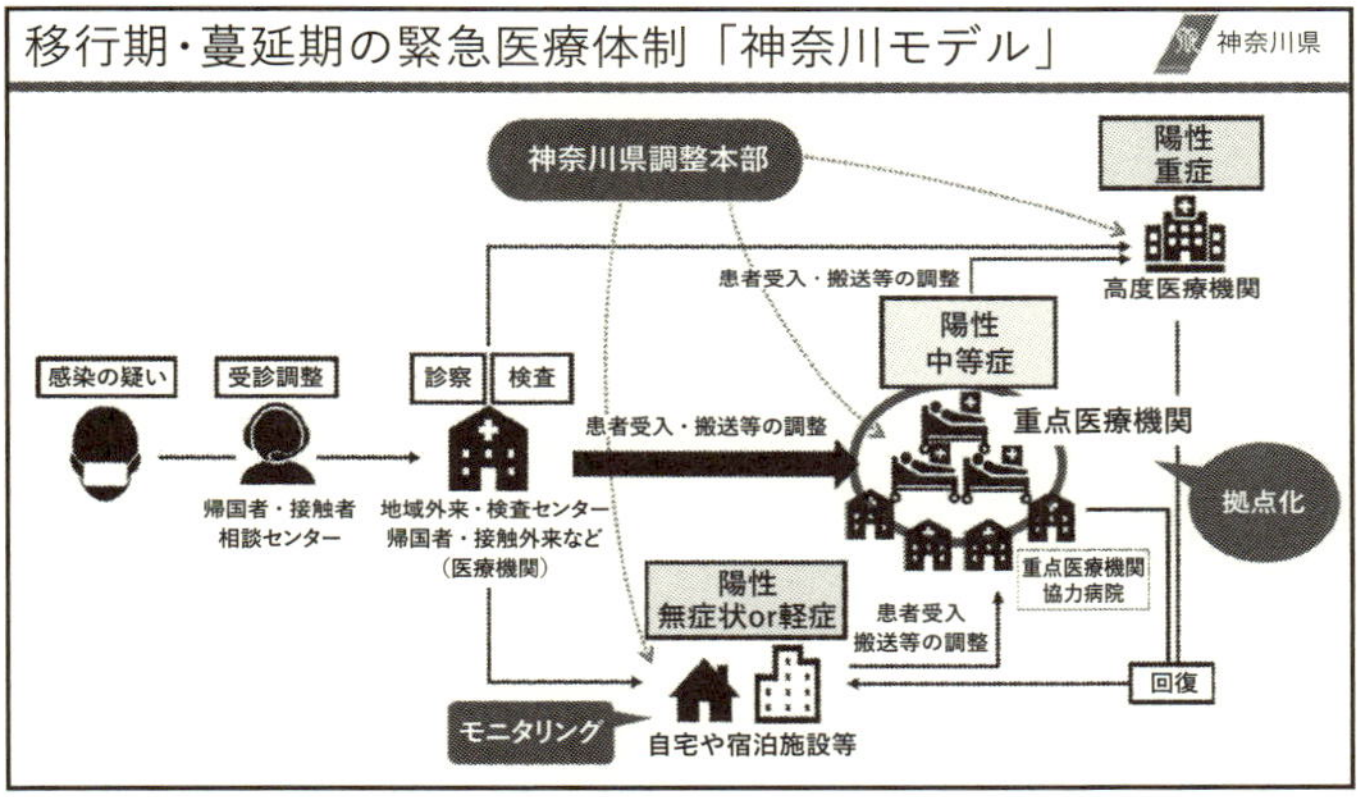

出典元：神奈川県健康医療局　医療危機対策本部室「新型コロナウイルス感染症　神奈川県対応記録（保健医療編）」（令和5年7月）

床確保へと進むのである。

無駄なコロナ病床を極力少なくすると同時に、流行の規模に応じて、その時期を推定してこれに備えることにより、流行期でのコロナ病床の不足を最低限にする。そのために構築された神奈川モデルのこの方法は第1波、第2波での対応で有効に機能した。

しかし第3波、第4波と流行の波は大きくなるにつれ、フェーズ4での確保病床数の予測に苦慮し、予想した以上の必要病床数を急遽確保するといった急場の応急処置も必要となった場面もあった。

COLUMN

最初の段階での神奈川モデルの主要なテーマは入院病床の確保であり、県と病院協会での協議が行われていた。我々はこれを〝本体〟と呼び、外来部門でのコロナの診断治療を〝入り口部分〟とした。もう一つの課題として重点医療機関で治療のめどが立ったが、まだ退院できる状態ではない患者さんを受け入れる病院が必要である。少ない重点医療機関の病床を確保するために必要なことであるが、これを〝出口部分〟と呼んだ。

本体部分と同様、入り口部分、出口部分の構築は避けて通れない問題ではあったが、我々はしばらくこの議論は置いておくこととした。ＰＣＲ検査が十分にできないという事情もあったが、それ以上に軽症でも必ず入院させるという当時の対処方針の中ではいたずらに軽症のコロナ患者まで探し出しても混乱が深まるばかりだと考えられた。中等症以上のコロナ患者を確実に診断し、入院治療につなげられるシステムを構築すること。それをまず第一のことと考えたのである。

当時韓国と比べＰＣＲ検査が日本では十分に行われていないことに対する批判

が盛んに報道されていた。我々は県医師会のホームページに入院治療体制が整わないままにＰＣＲ検査を拡大させることはすべきではないとのキャンペーンを行った。

一般の人たちはコロナ病床等簡単に確保できるだろうと気楽に考えがちであるが、話はそう単純ではない。そうでなくても病床の不足する冬の時期である。病床を確保するには入院を制限し、入院中の患者さんを退院させなくてはならない。入院が不必要な人が入っているわけではないので一定の病床を確保するのにはどうしても時間がかかる。なおかつ一般の入院患者と分けるためコロナ病床は隔離病棟として確保しなければならない。

多大な労力をかけ、一般診療を犠牲にまでして、これらの作業が実行されていったという事実をぜひ理解していただきたいと思うのである。

IV

水面下での恐怖の前兆

初期段階における拡大防止策と外来診療体制

もう一度２０２０年１月、２月の国内でのCOVID-19の感染発生状況に話を戻してみよう。

１月30日時点での国内での発生症例は９名。その内訳は中国からの旅行者が６名で、国内患者は３名、１名は武漢からの帰還者で、残る２名はCOVID-19患者との接触者であった。神奈川県では１月におけるCOVID-19患者は第２項で述べた１名の発症者だけであった。

初期段階におけるCOVID-19対策の焦点は検疫における水際作戦と国内に入り込んで

しまったCOVID-19患者の発見、隔離であった。

国内でCOVID-19患者が発見された場合、保健所はその患者さんを隔離病棟に入院させ、感染の拡大を防ぐとともに、その接触者を把握し、全員にＰＣＲ検査を実施する。感染が拡散していると判断された場合はその集団をクラスターと認定し、徹底的な拡散防止のための対策を取ることとした。

国ではクラスター対策班を組織し、クラスターの発生地に派遣した。２月には相模原市で二つのクラスターが発生しており、これに対し国からクラスター対策班が派遣されている。

またコロナ患者を診察するコロナ専門外来の創設が必要とされ、２月１日付けで厚労省より「帰国者・接触者外来」の設置が発表された。２次医療圏に一つ以上、都道府県から認定された指定医療機関に「帰国者・接触者外来」を設置し、COVID-19の外来診療を行うとするものである。

「帰国者・接触者外来」は混乱を避けるため病院名は非公表で、患者さんが直接受診することはできない。

患者さんが「帰国者・接触者外来」を受診するためには「帰国者・接触者相談センター」

に相談するか、一般の医療機関を受診する必要がある。

「帰国者・接触者相談センター」あるいは医療機関から連絡を受けた地区の保健所が受診の必要があると判断した場合は近くの「帰国者・接触者外来」を指定し、保健所が直接患者さんに受診を指示する。

「帰国者・接触者外来」の病院名は非公開であり、医療機関にも知らされていなかった。一般の診療所でCOVID-19を疑う患者を診察した場合、医師が保健所に連絡する。保健所は受診が必要と判断した場合には直接患者さんに連絡し、指定した「帰国者・接触者外来」を受診するよう指示する。それを受けて患者さんが「帰国者・接触者外来」を受診するという手順であった。

この場合も連絡した医療機関には患者さんが受診した「帰国者・接触者外来」の病院名は知らされなかった。

COVID-19の疑い症例の定義は以下のⅠおよびⅡを満たすもの、とされた。

Ⅰ　発熱（37・5度以上）かつ呼吸器症状を有している。

Ⅱ　発症から2週間以内に、以下の（ア）（イ）のばく露歴のいずれかを満たす。
（ア）武漢市を含む湖北省への渡航歴がある。

（イ）「武漢市を含む湖北省への渡航歴があり、発熱かつ呼吸器症状を有する人」との接触歴がある。

２０２０年2月1日から始まった我が国におけるこの初期対応はまずは効を奏したと言える。しかし1月半ばには感染源のわからないコロナ患者がすでに発生しており、武漢に対象を限定した「帰国者・接触者外来」の受診要件の基準はかえってコロナの発見を遅らせる原因となった。

加えて「帰国者・接触者外来」への受診の目安を37・5℃の熱が4日以上続く場合（高齢者や基礎疾患等のある人は2日程度続く場合）や強いだるさや、息苦しさのある場合との政府見解が出され、一層「帰国者・接触者外来」は狭き門となった。

ＰＣＲ検査のできる数は限られており、1医療圏に一つか二つしか設置されていない「帰国者・接触者外来」では仕方なかったことかもしれないが、政府が〝4日間〟の要件を撤回したのは２０２０年5月8日になってのことであった。

発熱を伴う肺炎症状を有する患者で胸部レントゲンでも肺炎像を認めた患者をこの時期に診察したことがある。このような場合、まず普通の肺炎と新型コロナウイルス感染症との鑑別診断を行う必要があるが、保健所に連絡しても規定に合わないからと「帰国者・接触者外来」への受診を拒否された。

早速に県医師会から日本医師会に「帰国者・接触者外来」への受診要件に〝診察した医師が必要とした場合〟という文言を追加してほしい、との要望書を提出し、厚労省への働きかけを要請したのである。

PCRの検査数をやみくもに増やすということを我々は希望しているわけではない、ただ必要な検査まで制限することは許せなかった。

V

ついに来る悲劇の始まり

国内最初のコロナ死亡者の発生

2月13日、国内最初のCOVID-19死亡者の発生が報告された。これはCOVID-19発生初期と、流行初期のはざまで起こった悲劇であり、我が国におけるPCR検査体制の遅れが招いた悲劇でもあった。COVID-19の初期対応における反省点として、記録しておくべき事実であると思う。

発端はタクシー運転手の協会が1月13日に開催した屋形船での新年会であった。1月29日新年会に参加した運転手の1名が発熱し、医療機関を受診した。2月6日に肺炎で入院したが、コロナ感染が確認されたのは2月13日であった。同じ頃もう一人新年会に参加した運転手が東邦大学付属大森医療センターに入院していたが、コロナ感染が確認されたのは同じく2月13日であった。同日に相模原市の国立病院機構相模原病院で80代の女性が肺炎で死亡したが、この女性がコロナ感染と診断されたのも2月13日であり、この症例が国内最初のCOVID-19患者の死亡例となった。

この女性が最初に入院したのは相模原中央病院で、同室の患者、従業員の計6名が感染し、これがその後続発する病院クラスターのはじまりであった。

女性が相模原中央病院に入院した時、最初は発熱を伴う軽い肺炎症状であったが、その後急激に呼吸状態が悪化したため、呼吸器内科専門医のいる国立病院機構相模原病院アレルギー・呼吸器科に受け入れを要請し、同日転院となった。この時点でCOVID-19の可能性は指摘されていなかった。

患者を受け入れた国立病院機構相模原病院の安達献院長は当時を振り返ってこう語っている。

「当院にとって幸運であったのは転院の受け入れを決めたのが呼吸器内科の専門医であったことです。転院後すぐに担当医師が胸部レントゲンを確認した結果、通常の肺炎ではないと判断しました。その画像所見が中国の武漢市で大流行していた新型コロナウイルス感染による肺炎像と酷似していたため、アレルギー・呼吸器科内で新型コロナウイルス感染症の可能性が非常に高いという見解がなされていました。当院は感染症病床や陰圧個室といった感染症に特化した設備を有していないため、致し方なく一般病床の個室に入院させました。その当時はまだ新型コロナウイルス感染症に対する具体的な感染対策が明示されていない状況下でしたので、当院独自の判断で空気感染対策を含む厳重な感染対策を講じることにしました。保健所からは新型コロナウイルス感染による肺炎を積極的に疑う症例ではないという判断を受けましたが、当院としては新型コロナウイルスによる肺炎は否定できないと考えており、空気感染対策を含む厳重な感染対策を緩めることなく、一般病床の個室で呼吸不全に対する集中的な治療を行いました。

残念ながら、集中的な治療の甲斐もなく呼吸不全でお亡くなりになり、その後新型コロナウイルス感染者であったことが判明するわけですが、当院では保健所のCOVID-19肺炎は否定的という判断に疑念を抱き、職員が一丸となって空気感染対策を含む厳重な感染対策を順守した結果、当院職員からは一人の感染者も出すことはありませんでした。

その時の経験としっかりとした感染対策が順守できれば、COVID-19感染は防げるのだという自信が、その後の当院のCOVID-19患者を積極的に受け入れながら通常診療を行える体制づくりに役立ったと思います」

当時同院ではCOVID-19のＰＣＲ検査はできなかったため、入院直後に保健所にＰＣＲ検査を依頼したが、武漢からの帰国者でもなく、その接触者でもないことから検査の適応はないと判断されたとのことである。しかし担当医が詳細な問診を行い、患者が屋形船での新年会に参加した運転手の奥さんの母親であること、その同僚が病院に肺炎で入院していることを知り、東邦大学付属大森医療センターに問い合わせまで行っていた。東邦大学付属大森医療センターでもコロナ感染を疑い東京都にＰＣＲ検査を依頼したが受け入れてくれないとの返事であったという。再度事情を説明し、相模原市の保健所と交渉してようやくＰＣＲ検査の受け入れが許可されて、2月12日に検体を採取し提出した。保健所からＰＣＲ検査陽性との判定が出たのは2月13日であったが、残念ながら患者さんは死亡した後であった。同じ日、東邦大学付属大森医療センターからも同院の患者もＰＣＲ陽性であったとの連絡が入ったという。

これらは屋形船での新年会が開かれてからちょうど1か月後のことであった。これに参加した人たちから複数の肺炎患者が出ており、治療にあたった病院からはCOVID-19の可能性が指摘されていたにもかかわらずである。

2月6日に入院した一人目の肺炎患者に対して直ちにPCR検査を行いコロナの診断を付け、その接触者たちにPCR検査が行われていたら、このような感染の拡大は防ぐことができたであろう。

PCR検査を行うのは武漢からの帰国者と、その接触者に限るというコロナ感染症の発生初期に決めた帰国者・接触者外来での対応基準に拘泥したため、流行初期の対応に後れを取ったのである。PCR検査の対象を流行の広がりを予想してもっと柔軟に拡大運用してくれていたらと残念でならない。

この女性が最初に入院したのは相模原中央病院で、同室の患者、従業員の計6名が感染し、病院クラスターの発生が見られた。相模原中央病院では病院名を公開され、外来診療の休止を決め、新たな入院患者の受け入れを断念した。

病院名を公表された同病院の従業員とその家族、とりわけ子供たちが言われなき差別を受けたという。

病院名の公開については、医師会内では公表すべきではなかったのではないかとの意見が多かった。

当時のことを保健所長だった鈴木先生は以下のように語っている。「保健所に外来を中止したり、入院を中止する命令権はありません。病院名公表については病院長と話し合いのうえ決定させていただきました。難しい判断でした。後で、外来を中止して、世間にわかってしまい「患者に感染の危険があるのに、病院名を隠し、患者に多大なる迷惑をかけた！　病院として社会的責任の放棄だ」という非難を受けるかどちらかを取るか」と説明した記憶があります。

COLUMN

日本で最初のCOVID-19による死亡は2月13日で、屋形船での新年会が開かれてからちょうど1か月後のことであった。この新年会に参加した人たちからは複数の肺炎患者が出ており、治療にあたった複数の病院からCOVID-19の可能性が指摘されていた。

これらの肺炎患者の一人にでもＰＣＲ検査を行い、コロナの診断を付け、その接触者たち全員にＰＣＲ検査が行われていたら、このような感染の拡大は防ぐことができたのではなかろうか。

ＰＣＲ検査を行うのは武漢からの帰国者と、その接触者に限るというコロナ感染症の発生初期に決めた帰国者・接触者外来での対応基準に拘泥したため、流行初期の対応に後れを取ったのである。

この後引き続いて起こった相模原での二つのクラスターは「その感染源をたどると、いずれも屋形船での新年会に参加した患者の接触者に結び付いていた」と相模原市保健所長の鈴木所長は語っている。

相模原中央病院に入院中に感染したCOVID-19患者は主に感染症病棟を持たない相模原中央病院で治療を受け、すべての患者を軽快退院させることができた。

治療法の確立していない中で医療関係者の懸命な努力によって治療が行われた結果であった。その後のコロナ流行の陰に埋もれてしまったが、相模原中央病院における医療関係者の奮闘についてはもっと評価されていい事例であろうと考える。

VI

ついに始まったCOVID-19の流行拡大
2020年4月11日をピークとする第1波・2020年8月15日をピークとする第2波の襲来とその医療対策

２０２０年１月から２月に流行したSARS-COV-2は武漢由来のウイルスであったが、以後その流行は見られず、封じ込めに成功したといえる。

しかしＷＨＯの初期対応の遅れもあり、SARS-COV-2は欧米をはじめとする全世界に拡散していた。２月下旬にはイタリアで感染爆発が起こり、フランス、スペイン、ドイツでも感染の急増が見られている。アメリカでの感染爆発は４月末には１日の患者発生数が最大百万人に達するというものであり、多くの死亡者も出た。

３月以降我が国で流行したSARS-COV-2はこうした欧米諸国、東南アジアからの渡

図2　第1波、2波の発生状況

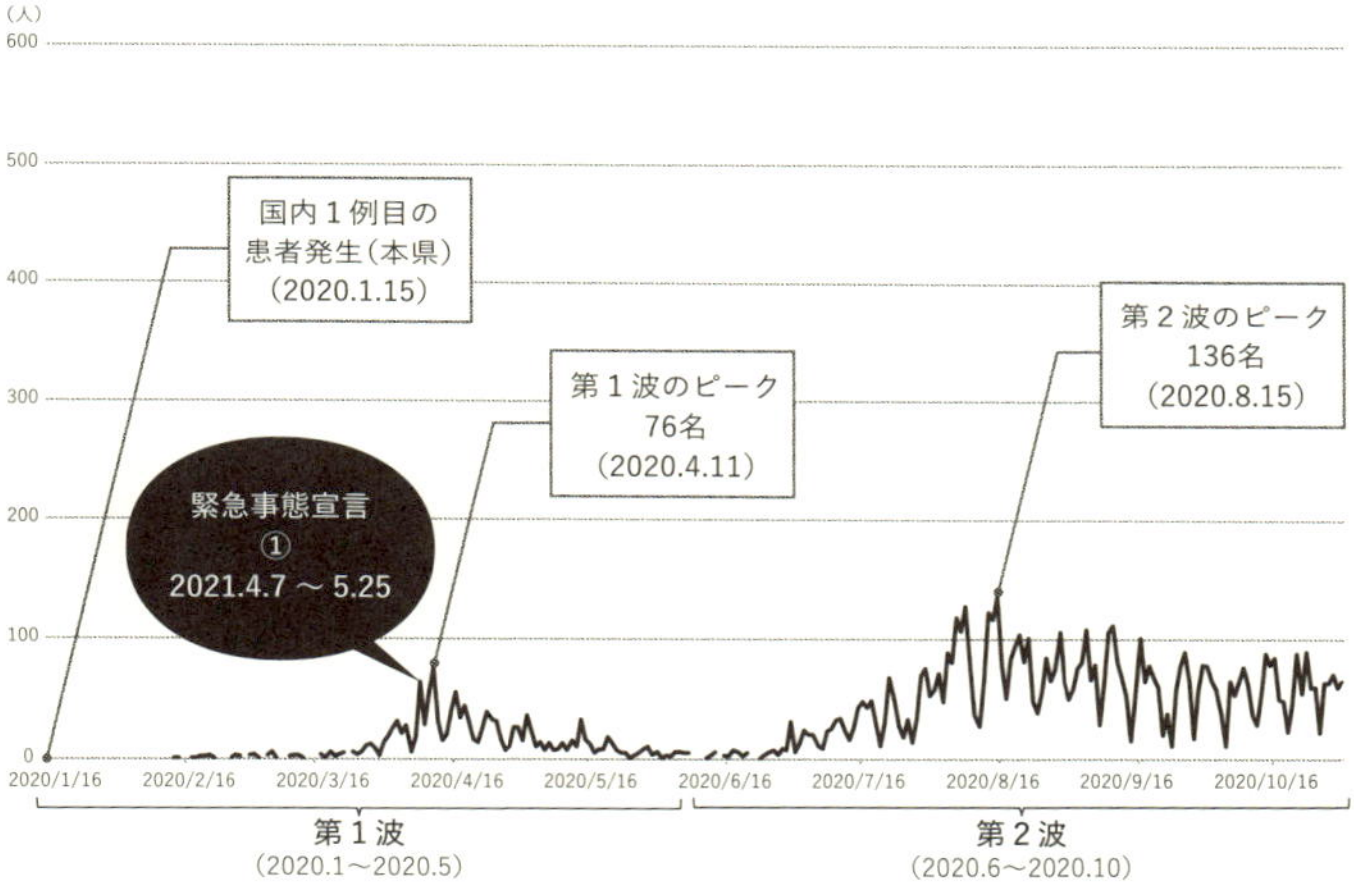

作成元：神奈川県医師会　健康医療課

航者、あるいは帰国者からもたらされた欧米株であった。

3月から増加を始めたコロナ患者は4月11日をピークとし、第1波と呼ばれる流行の波が到来した。

日本医師会は4月1日に「医療危機的状況宣言」を公表し、国においても4月7日に本県を含む7都道府県に「緊急事態宣言」を発令、16日には全国に拡大し、5月25日まで延長され継続した。

欧州株に対する我が国の検疫対応は後手に回り、欧州からの帰国者・入国者に対する水際対策が実施されたのは3月21日からであり、それ以外の地域に対しては4月3日からであった。医療対策も同様であり、入院対応、外来対応とも不十分なまま第1波に突入したと言える。

神奈川県では全国に先駆けて4月1日より移行期、蔓延期の緊急医療体制「神奈川モデル」の運用が開始され、入院治療に関しては何とか第1波に間に合わせることができた。4月10日には湘南国際村での全国初の宿泊療養施設の運用を開始し、軽症者の対応にあたった。また4月13日には湘南ヘルスイノベーションパーク内に臨時のコロナ専用医療機関の設置を発表した。

COVID-19に対する医療対応はまず入院治療の充実が第一の目標であった。COVID-19による死亡者をできる限り少なくすることを目指すのは当然であり、神奈川モデルとして最初に発表されたものもこうした考え方から作られていた。発表までには県と病院協会で綿密な協議が繰り返され、県医師会はその相談にあずかるという立ち位置であった。

2020年3月25日に発表された初期の神奈川モデルでは中等症以上のコロナ患者を受け入れる医療機関を「重点医療機関」と位置付け、感染拡大期における入院患者の受け入れ病床の確保を行う。また重症患者の受け入れを行う高度医療の提供が可能な病院

図3　臨時の医療施設の患者受入フロー

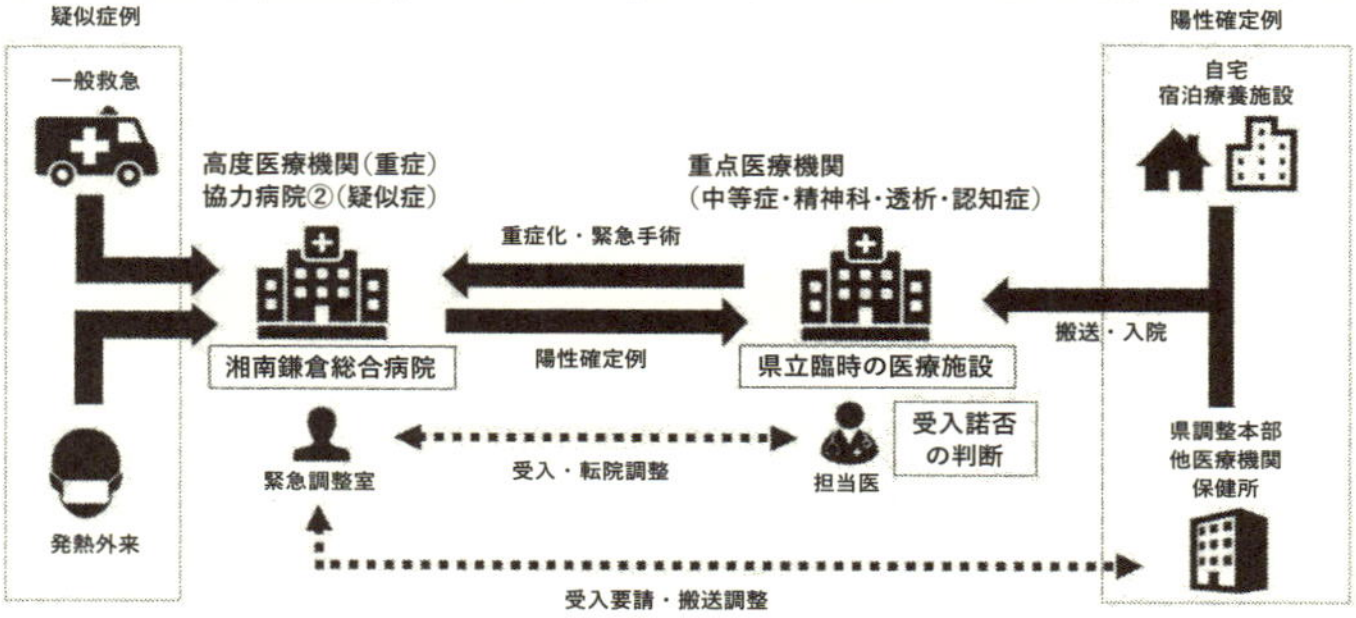

出典元：神奈川県健康医療局　医療危機対策本部室「新型コロナウイルス感染症　神奈川県対応記録（保健医療編）」（令和5年7月）

を「高度医療機関」と位置付け、重症患者の救命治療にあたることとした。

我々はコロナ治療の体制に関しては初期診断と治療を行う「入り口部分」と入院治療を行う「本体部分」、そして本体部分の補助を行う「出口部分」が必要であると考えていた。我々開業医が主な役割を受け持つのは入り口部分であるが、この入り口部分に関しては初期の神奈川モデルでは組織だった体制構築は図られていない。しかし神奈川県医師会は3月の時点ではまだこの点に関しあえて神奈川モデルへの注文は行わなかった。

国は3月6日からCOVID-19に対するPCR検査を保険適応とすることとした。これにより医療機関、民間検査施設でPCR検査を行うことが可能となり、検査数の飛躍的拡大が期待できることとなった。これを受けて我々は県にコロナの外来診療体制の確立を要請した。〝神奈川モデルのハイブリッド版〟と名付けた入り口部分を補強した神奈川モデルへの変更を提唱し、その実現に向けての話し合いを重ねていった。

マスコミではコロナ診断の我が国における不備を非難していたが、不満の声は医師会会員の中からも聞こえていた。マスクも足らず、予防衣も足らず、消毒用のアルコールも底をついた状態で我々はどう診療すればいいかという声である。県医師会の無策を非難する声も多く聞かれた。

しかし我々はコロナの初期診療の遅れに対し手をこまねいて見ていたわけではない。国、県に対し資材の確実な提供を求めると同時に、外来診療体制の確立を求めていた。

すでに2月から感染源が追えないCOVID–19患者が見られるようになっていたが、3月以降こうした症例が大半を占めるようになっていた。発熱患者全員にPCR検査を行うことは望めないにしても、せめてレントゲン上肺炎の所見を示す患者に対してはCOVID–19の鑑別を行うべきであると考えられたが、診療所の医師がCOVID–19を疑って、「帰国者・接触者相談センター」に相談しても武漢からの帰国者か接触者でないな

図4　ハイブリッド型神奈川モデル

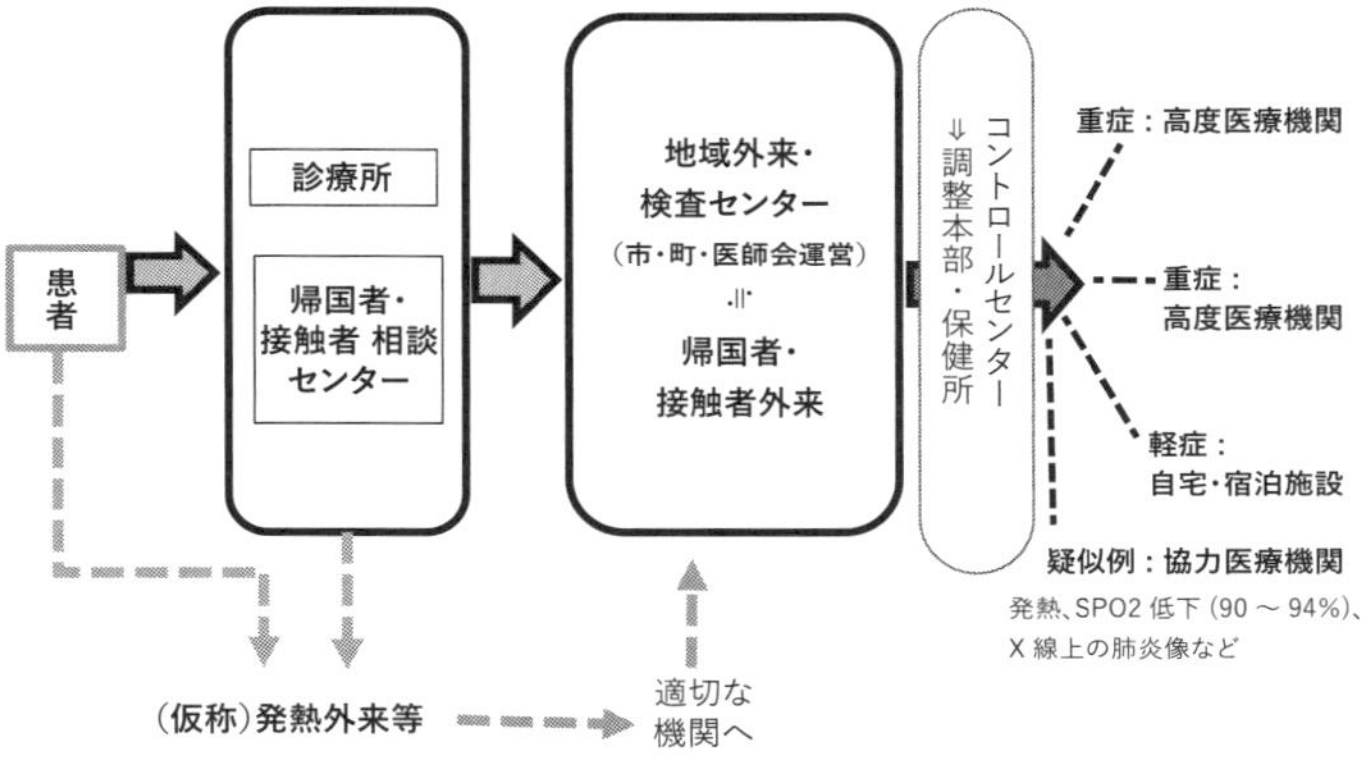

出典元：神奈川県医師会「新型コロナウイルス感染症における神奈川県医師会の歩み」（令和6年3月）

ら受診の条件を満たしていないとして「帰国者・接触者外来」を紹介してくれないという事態が多発していた。

流行株は欧米株に移行してきており、中国株に対象を絞った従来の手法では対応できない事態となってきていることは明らかであった。新たなコロナ対策を打つべき時期に来ていると判断した神奈川県医師会では日本医師会を通じて厚労省に要望を出し、「帰国者・接触者外来」の受診適応の項目に疑い症例定義のⅢとして「医師がCOVID-19を疑う場合」との1項を追加してもらうことを求め、ようやく許可された。

表2　県内の地域外来・検査センター

郡市医師会	NO.	区	設置種別	実施場所
横浜市	1	金沢区	PCR検査場	横浜市立大学附属病院
	2		PCR検査場	金沢区休日急患診療所
	3	瀬谷区	PCR検査場	瀬谷区休日急患診療所
	4	南区	PCR検査場	横浜市立大学附属市民 総合医療センター
	5	青葉区	PCR検査場	横浜青葉インター高架下 青葉土木事務所資材置場
	6	鶴見区	PCR検査場	総持寺
	7	栄区	PCR検査場	栄共済病院
	8		PCR検査場	栄休日急患診療所
	9	港南区	PCR検査場	栄共済病院 (栄区と同じ場所)
	10		PCR検査場	港南区休日急患診療所
	11	戸塚区	PCR検査場	横浜未来看護専門学校
	12		PCR検査場	戸塚区休日急患診療所
	13	港北区	PCR検査場	日産スタジアム 第2駐車場隣
	14	神奈川区	PCR検査場	神奈川区休日急患診療所
	15	保土ヶ谷区	PCR検査場	旧横浜市立市民病院
	16	旭区	PCR検査場	旭休日急患診療所
	17	緑区	PCR検査場	日産スタジアム第2 駐車場隣(港北区と同じ)
	18	都筑区	PCR検査場	都筑区急患診療所
川崎市	19	多摩区	PCR検査場	多摩休日急患診療所
	20	中原区	PCR検査場	中原休日急患診療所
	21	川崎区	PCR検査場	川崎休日急患診療所
横須賀市	22		PCRセンター (集合検査場)	横須賀市救急 医療センター
鎌倉市	23		PCR検査場	鎌倉市役所
	24		PCR検査場	休日夜間急患診療所
平塚市	25		PCR検査場	平塚市休日・夜間 急患診療所

作成元：神奈川県医師会　健康医療課

郡市医師会	NO.	区	設置種別	実施場所
小田原	26		PCR検査場	酒匂川防災ステーション
	27		PCR検査場	小田原保健センター
茅ヶ崎	28		PCR検査場	茅ヶ崎市休日・夜間 急患診療所
	29		内科発熱外来	茅ヶ崎市休日・夜間 急患診療所
座間綾瀬	30		PCR検査場	座間市総合防災 備蓄倉庫敷地
藤沢市	31		PCR検査場	藤沢市民会館
	32		発熱患者診療・ 検査外来	藤沢市保健医療センター
	33		特別外来	南休日診療所
秦野伊勢原	34		PCR検査場	秦野市休日夜間急患診療 所
足柄上	35		PCR検査場	足柄上合同庁舎
厚木	36		PCR検査場	神奈川県総合防災 センター
	37		PCR検査場	厚木消防本部北消防署睦 合分署
	38		PCR検査場	休日急患診療所
逗葉	39		PCR検査場	逗葉地域医療センター
相模原市	40		PCR検査場	旧北里大学東病院
	41		PCR検査場	相模原市総合保健医療 センター
大和市	42		PCR検査場	市役所本庁舎車庫棟
中郡	43		PCR検査場	岩田孝八記念室内競技場
海老名市	45		PCR検査場	海老名運動公園内 陸上競技場
	46		軽症者集合 発熱外来	つげの木内科クリニック

これにより、一般診療所で診察した発熱患者のＰＣＲ検査を帰国者・接触者外来」に依頼するハードルは下がったが、しかしそもそも「帰国者・接触者外来」で対応できる症例数は限られていた。「帰国者・接触者外来」では一般患者と隔離された場所で、感染予防のため診療にあたる医療者はＰＰＥを装着して行うこととされた。そのため一つの「帰国者・接触者外来」で診られる患者は１日10例から20例くらいであり、感染が増大した3月には限定された病院だけに設けられた「帰国者・接触者外来」だけでは対応が追い付かない事態となってきていたのである。

我々の提唱した〝ハイブリッド型神奈川モデル〟はＰＣＲ検査対象の拡大のため、①一般診療所におけるコロナ診療の導入（発熱外来の設置）、②郡市医師会の設置するコロナ検査センター（集団検査場）の開設の提案である。

この二つのコロナ診療体制を確立すれば、これまで病院に任せていた外来、入院体制のうち、外来部門を医師会が担うことにより（外来部門である「帰国者・接触者外来」を担当していたのはほとんどが病院であった）病院の負担を軽減することができると同時にＰＣＲ検査を行う外来施設の飛躍的拡大を図ることができる。

②の郡市医師会の設置するコロナ検査センター（集団検査場）の設置に関しては何回も県とのすり合わせを行い、２０２０年5月1日県との協定を締結し、5月26日には14の郡市医師会で22か所の「地域外来・検査センター」が開設されている。運営には郡市医師会の会員の先生方をはじめ多くのスタッフのご協力が欠かせなかった。参加する医師、看護師、事務職のスタッフ全員にＪＭＡＴ保険に加入していただき、感染防御に関しても万全を期した。

①の発熱外来の設置に関しては院内感染防止、および検査の精度管理の観点から、「帰国者・接触者外来」および「帰国者・接触者外来」と同様の機能を有すると都道府県等が認定した医療機関に限っての保険診療を行うことができるという、国の規定があった。しかしその設置に向けての国の方針がまだ固まっていなかった。そこで神奈川県は独自にコロナ患者の外来診療に対応する医療機関を「発熱診療等医療機関」として認定し、患者の対応にあたることとなった。

菊岡会長名で「インフルエンザ流行期に向けた発熱診療等医療機関の指定申請について」と題した通知を会員に向けて発することができたのは２０２０年10月1日であった。

マスクも含め、ＰＰＥの装備も十分に供給されない中、出入口、待合、診察室を一般診療部分と完全に独立させなければならないという厳しい条件があったため10月中旬の時点では県内８００弱の医療機関からの手上げに過ぎなかったが、県との頻回な打ち合わせ会を重ね、11月中旬には１８００件に上昇した。

こうして一般診療所でのコロナ診療が開始され、懸案であった、地域外来・検査センターと発熱診療等医療機関を２本柱としたコロナ診療の神奈川モデルの入り口部分が完成した。第１波、第２波には間に合わなかったものの第３波の感染爆発の前にようやく出来上がったのであった。

「発熱診療等医療機関」の先生方、スタッフの皆様には発足当時から現在に至るまで非常なご苦労をいただいた。発熱外来を開設する場合、診療所内に換気が十分にできる別個の診療場所を設置する必要があり、入口、待合室も一般患者とは別にしなくてはならなかった。

それができない施設では一般診療を削って、あるいは時間外に発熱外来を行うしかなかった。一般患者と時間を区切って診療し、発熱外来が終わった後は施設を消毒することが必要であったため、医療関係者の負担は大きなものがあった。

このような制約があったため、多くの診療所に発熱外来をお願いしたものの、まだ対応能力は十分とは言えなかった。

このような状況を打破するため、厚労省はコロナ診療に限って、様々な規制緩和を行った。その一つがオンライン診療の規制緩和である。オンラインシステムの画面を通して患者と医師が対面診療できるオンライン診療では診察と同時に診断と、薬の処方を伴う医療行為が認められていたが、電話だけでの診療もコロナ診療に限りオンライン診療として認めることとしたのである。電話再診というものは従来からあったが、電話で医療的アドバイスをするというだけで、薬の処方等の医療行為はできなかったのである。

また誤診を防止するため、オンライン診療での医療行為は初診の患者ではできないとされていたが、これもコロナ診療に限り、初診から投薬治療ができることになった。

発熱外来の必須の条件である、患者の動線を分ける場所を作るのに一番手軽な方法は診療所の外に診察室を作ることである。

ところがこれまでは診療所外での診療は認められておらず、診療所外での診療を行う場合は別の医療施設としての申請が必要であった。たとえ同じ建物であっても1階の診療所に加え、2階に発熱外来を開設した場合、1階と2階が内階段でつながれておらず、外階段で入口が別という場合は1階の診療室と、2階の診療室は同一診療所とは認められないという決まりであった。診療所が二つになれば開設者も二人要ることになる。一人の医師が2か所の診療所の院長になることは可能であるが、その場合診療時間が重なってはならないことになっている。院長一人で診療している診療所では通常の診療をしながら診療所外で発熱診療を行うことは事実上できないという決まりである。

そこでこの規制を緩和し、コロナ診療に限り診療所外での診療を許可し、診療所設置の申請も不要としたのである。これにより、駐車場で患者さんが車に乗ったままでの診療が可能になり、駐車場や隣接の土地に仮設の発熱外来を作って診察することもできるようになった。

これにより発熱外来の診療形態は多岐にわたるものとなり、発熱外来の対応能力は著しく向上した。

緊急事態宣言に伴う外出・行動制限の効果があってか6月には第1波は終焉した。しかし7月に入って再び患者の増加が見られはじめ、8月15日をピークとする第2波が始まった。第2波はピークを過ぎた後も終焉することはなく、感染が持続したまま11月から次第に増加の傾向を示し、2021年1月8日をピークとする第3波につながっていく。

第1波、第2波の襲来は国民のコロナに対する恐怖心をかき立てたが、後に続く波に比べれば小さなもので、神奈川県でのコロナの患者発生数は第1波のピーク時で1日76名、第2波でも1日136名の発生に過ぎなかった。

一方、第3波のピークは1日995名であり、従来の手法では到底乗り越えられないレベルであった。

COLUMN

第1波、第2波の襲来している時期にも我々は将来起こるであろう感染拡大に対する対応策を構築していった。これまでに述べた様々な改革はこれから続くCOVID-19の爆発的感染拡大に向けて避けて通れない道筋であった。手前みそになるが、患者数の増加を予想してバージョンアップさせていった我々の「ハイブリッド型コロナの神奈川モデル」は第3波で花開き、有効に機能したのであった。

VII

私のコロナ診療

発熱診療等医療機関としての竹村クリニック

私の診療所での発熱外来の実態を記述してみようと思う。

私の診療所では内視鏡洗浄用の器械を置いた6畳の部屋が外の車いす用のスロープに面していたので、これに出入口を作り、検体採取用の隔壁を設置し、天井に消毒用として大型の紫外線ランプを2基設置し、発熱外来の診察室として改装した。

患者さんの動線は完全に隔離され、部屋には換気扇も設置されており、窓とドアの2か所からの換気もできる。のちに補助金を使いへパフィルター付きの空気清浄機も設置した。基準に適合した診察室である。

図5　臨時の医療施設の患者受け入れフロー（当クリニックの案内図）

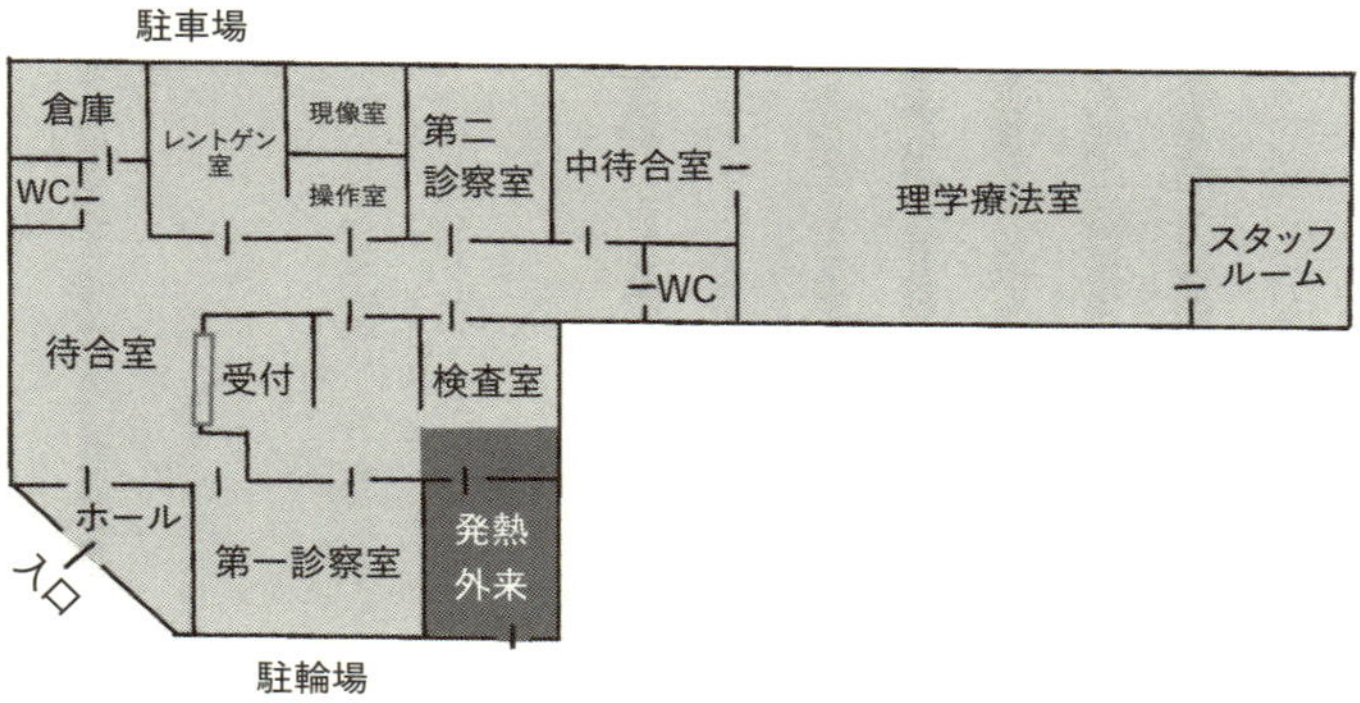

1室1名分だけの発熱外来であったが、一般患者との動線を隔離した発熱外来を簡単に開設できた。しかも当院では医師は二人体制でやっていたので発熱患者に対する診療は時間制限なく比較的スムーズに行えた。

しかし、一般患者は平均1日80人くらい受診しており、胃の内視鏡検査、大腸内視鏡検査、超音波検査、レントゲン検査等もあり、これに加えての発熱患者の診察を行うことは決して楽なものではなかった。

電話対応をはじめとした医師以外のスタッフの働きはもっと大変であった。患者さんは「帰国者・接触者相談センター」からの紹介が主であったが、直接受診希望の電話で受診する場合もあり、断りもなく来院する場合もあった。第3波の感染拡大期にはクリニックの2基の電話はほとんど鳴りやむことはなく、スタッフの一人は受付専門で電話を受けて、患者さんから氏名、年齢、電話番号、簡単な症状を聞いて電話を切り、受付順を決める。別の一人のスタッフがそのメモを見ながらもう1基の送電専用の電話から患者さんに電話をかけ、問診票に沿って聞き取りを行っておく。部屋が空くタイミングを見計らって順番に電話で患者さんに来院の時間を指示していくといった手順であった。

患者さんと患者さんの間には窓を開放して換気を行い、紫外線ランプによる消毒を行った。診察とPCRの検体採取はサージカルマスクとフェイスガードを付けただけで後は手袋だけの簡易PPE姿の医師一人が行い、それ以外のスタッフの入室は必要最低限とした。当初は防御衣とN95マスクは圧倒的に不足しており、専用の検体採取用の隔壁を使っての感染防御であった。

発熱外来の患者さんに薬を処方する場合は隣の薬局では狭い待合室が一つあるだけなので感染防御ができないため、薬の受け渡しはこちらの発熱外来に出張していってもらった。この場合は最低でも入室から退室までの時間は30分必要となる。発熱外来室で診られる数は限られていた。この場合は駐車場での診療が大いに威力を発揮した。車で来られる人には車で来てもらい、車のない人には私の車を駐車場に置き、診察室代わりに使って診察したこともあった。

防御衣も着た完全PPE姿で、医師、検査技師、事務の3人がぞろぞろと駐車場に向かう姿は自分で見ても奇妙なものであった。

2023年COVID-19が5類感染症に移行するまでの3年間で当院発熱外来にて診察した発熱患者数は3000名を超える。幸いそのほとんどが軽症か中等症であったが、初期の頃「帰国者・接触者外来」に紹介し、そのまま入院となり死亡した高齢患者さんが2名おられた。

COLUMN

COVID-19との戦いはとにかく無いもの尽くしのスタートであった。第一にN95マスクである。新型インフルエンザに備えて備蓄はしてあったが、10年前からのもので、取り出してみたらゴムが劣化していて使いものにならなかった。診察ならサージカルマスクで構わないと注文したが、すぐに品薄になりなかなか手に入りにくくなった。節約のため、私の分に関してはその日使ったマスクは保管し、1週間以上経ってから再利用した（床に落ちたコロナウイルスは2、3日で死滅すると言われていた）。手袋は何とか調達することができたが、防御衣についてはどうしても手に入らない、知人が知り合いの工場に頼んで制作してもらい、市に寄付するというのを聞いて少し分けてもらったが、すぐになくなり、国からの支給があるまでしばらくは防御衣なしでのコロナ診療であった。フェイスガードも同様の状態であったが、一番困ったのはアルコールの供給不足であった。国からの支給が医師会を通じてあったが、それでも足りず安定供給されるまでに1年を有した。

ＰＣＲ検査も自院ではできず、診断することもできない。２０２０年10月に発熱診療等医療機関になることができたが、資材の不足は依然として続いていた。

診察にかかわる時間も増加した。発熱外来に誘導するためのスタッフの負担増加については前に書いたとおりであるが、翌日以降にＰＣＲ検査の診断がつき、陽性であった場合は患者さんへの電話連絡と療養上の注意の伝達に加え、保健所への報告も記載事項が細部にまで記載しなければならない面倒なものであった。

発熱診療が始まり、患者も増加するにつれて保健所の業務はさらに増えることとなった。電話をかけてもつながらないことが多く、患者さんからの苦情も多く聞かれた。第3波の時は検査会社に出したPCR検査の報告が3、4日後になることがあり、保健所に報告しても保健所から患者さんへの連絡がさらに2、3日かかるのが常態となっていた。患者さんはその間放置されることとなるので、急変に備え、また患者さんの不安を軽減するために何かあったらすぐクリニックに連絡するように伝えていた。保健所が行う業務を発熱診療等医療機関が代行している状況であった。

COLUMN

これらの作業はこれまで行ってきた通常診療とは別に新たに加わった作業である。仕事量は控えめに見て1・5倍になった。発熱診療等医療機関の仕事がいかに大変であったかをご理解いただけるだろうか。

2020年の年末年始に12月30日と1月2日の2日間、県からの依頼を受けて休みを返上しての臨時のコロナ診療を行った。診療はそれぞれ半日だけと気楽に受けたのだが、実際はそう簡単ではなかった。患者の受付、問診、診断、検査、薬の受け渡しを娘と二人だけで行ったため（年末までの忙しさを考えると、さらに休日にまで出てこいとクリニックの職員や薬局のスタッフに頼むことはできなかった）、診療はとても半日では終わらなかった。

そのうえ翌日に検査結果を受け取ってから患者さんへの報告と市への報告書の記載も行わなければならない。結果の伝達だけでは済まない。自宅療養の期間を伝え、その間の家族への感染予防の指導、療養中の注意、急変時への対応法等々話すべきことはたっぷりあった。市への報告書の作成も大人数となると大変であった。これを一人で行ったため10時から始めて終わったのは夕方であった。結局6日間の正月休みのうち4日間を犠牲にすることとなってしまった。

ゆっくりとできたのは大みそかの夜と元旦の1日だけだった。コロナ診療の大変さをあらためて痛感した。スタッフ皆の協力がなかったら一般診療はおろかコロナ診療だけでも継続することはとてもできなかっただろう。スタッフのありがたさをあらためて認識した4日間であった。

VIII

誤った情報あるいは偏った情報がいかに医療関係者を苦しめたか

コロナのパンデミックとインフォデミック

新型コロナウイルスの〝パンデミック〟は医療者を苦しめたものであるが、コロナの〝インフォデミック〟も同様に医療者の心を苦しめたものの一つである。WHOのロドリゲス事務局長は「我々は今、二つのパンデミックと戦っている。一つはコロナウイルスによるパンデミック、もう一つは情報が押し寄せることによるインフォデミックである」と述べ、その対策の必要性を指摘した。

〝インフォデミック〟の多くはSNS等を通じて拡散される不確かな情報やデマであるが、日本においてはテレビを通じて報道される情報が国民に過度の不安感や、その対策にあたる政府、医療者への不信感をあおる傾向にあるように思われた。

批判の第一は我が国における検査体制の立ち遅れであった。当時行われていた医療費抑制政策の一環として、保健所機能の縮小と検査機能の抑制が行われており、実施可能なPCR検査の数は限られており、屋外に集団検査場を開設して大々的にPCR検査を行っている韓国と比べるとその差は歴然としていた。

PCR検査を必要な患者に行える体制を作ることは我々も望んでいたが、ただPCR検査数を増やせばコロナ感染の拡大を防ぐことができるという主張はうなずきかねるものであった。

そもそもコロナは発症する3日前から感染性を有しており、その基本再生産数（一人の感染者から何人の感染者が発生するかの数）は約3人と言われていた。すなわち一人の感染者が発見された時、その3日前にはすでに最大3人のコロナに伝染した感染者がおり、その翌日には3×3＝9人の伝染患者がおり、感染発見日には9×3＝27人の伝染患者がいるという計算になる。それぞれの潜伏期間を考えると、PCR検査だけで感染拡大を防げるという主張の誤りは明白である。

コロナウイルスを撲滅させるためには国民の9割に免疫を持たせ、感染させない環境を作ることが必要であるとされている。ＰＣＲ検査だけでコロナの感染拡大を防ぐためには国民全員に対し同時期にＰＣＲ検査を行う必要があるが、それでもなお潜伏期間にいるものを見逃す可能性があり、COVID−19の発症数を一時的に減らす効果はあっても、SARS−COV−2を撲滅する手段とはなりえないであろう。

ＰＣＲ検査でコロナの感染拡大を防ぐことには限界があり、ＰＣＲ検査の重要性は重症コロナ患者を早くに診断し、その生命を救うことにある。コロナ患者の入院治療の体制の整備をしないままＰＣＲ検査の拡大を急いでもかえって社会不安を招くだけだと我々は考えていた。つまり入り口部分の充実（検査体制の確立）よりも本体部分（コロナの治療体制の確立）を優先すべきとの考えであった。

批判の第二はコロナに対応する医療者、医療機関の少なさに対する批判である。コロナに携わる医療者は医師の3分の1以下であるとか、民間医療機関はコロナ診療に背を向けているという批判であった。これは医療の従事者からすればまさに謂れなき批判としか言いようのないものであった。

確かにCOVID−19は重大な新興感染症であり、医療従事者が真摯に立ち向かわなければならない重大な医療危機であった。ただ全医療従事者がコロナ診療だけに従事したら日本の医療はどうなってしまうのか。新型コロナウイルス感染症はこれまでになく死亡率の高く、感染性の高い感染症である。ただ最近発表された2020年以降の厚労省の死亡統計を見てみると、国民の健康状態を守るために必要なことは決してコロナに限ったことではないということがよくわかる。

例えば感染の始まった2020年の死亡者数は2019年より減少している。その死亡原因は2020年、2021年、2022年とも1位が悪性新生物、2位が心筋梗塞、3位が脳梗塞という状況に変化はない。

厚労省の研究グループの発表によれば、2021年、2022年で死亡は増加傾向に転じるが、これには明らかにコロナ感染による死亡者数の増加がかかわっている。ただ老衰、心筋梗塞、脳梗塞の死亡者数も増加しており、これにはコロナ感染の増大に伴う医療受け入れ態勢の低下が影響していると推測されている。悪性腫瘍の死亡率だけが低下しているが、がんに関しては急な発症、急な死亡はない疾患なので、1~2年の死亡統計には反映されず、3~5年の推移を今後検討していかなければならないと推論している。

いずれにせよ、国民の健康を守るためには、がん、心筋梗塞、脳梗塞の治療に従事する医療者が必要であることは言うまでもない。自宅、施設では対応できない高齢者が入院する病院で治療に従事する医療者が必要であることも同様である。コロナの患者を救うためにこれらの診療を排除したら、これまで守られてきた日本の医療は崩壊する。それが我々の主張する医療崩壊である。

思い出してほしい。マスコミは数年前まで救急患者の〝たらい回し〟を鋭く批判していた。

夜間、休日の医療をすべての医療機関を動員してカバーすることはできない。そのため行政からの委託を受けて、医師会は休日夜間の1次救急の急病診療体制を整えてきた。入院を必要としない軽症の急病患者を診察するのが1次救急センターである。

入院の必要な急病患者を2次病院が受け持ち、高度の医療が必要な入院患者は3次急病医療機関（救急救命センター）が担当するが、夜間、休日の救急患者の多くは入院治療を要しない軽症患者である。これらの患者さんが2次、3次の救急病院に押しかけると救急病院の機能は止まってしまう。2次、3次の救急病院の負担を減らすため、医師会は休日、夜間の1次救急の診療センターを運営し、入院の必要でない救急患者の診療にあたってきたのである。

1次救急の診療を受けて、入院が必要と判断された場合、あるいは救急車が呼ばれ、救急隊に入院が必要と判断された場合は2次救急病院への搬送が必要となる。夜間、休日の救急受け入れ病院はその数が限られており、搬送される患者の数が多い時は救急病院が救急患者の対応に追われて、次の患者の受け入れができない場合がある。その場合救急隊は市外での受け入れ先を探す県の救急情報センターに相談する。それでも受け入れ先が見つからず、受け入れ病院を探すのに数時間を要する場合があり、これがいわゆる〝たらい回し〟といわれる状況である。

このような場合、相模原市では〝30分ルール〟で対応することとしている。救急隊が受け入れ病院を探して、30分経っても受け入れ先が決まらない場合は救急車は3次救急に患者さんを運び、診療を受けることができるというシステムである（通常は2次救急の病院で3次救急病院への入院が必要とされた場合、あるいは病状の重さから救急隊員が3次救急病院への搬送が必要と判断した場合しか3次救急病院には受け入れてもらえないという規則になっている）。3次救急病院で診察して、急を要すると判断された場合はそのまま3次救急病院で入院治療を受けることができ、急を要しないが入院治療が必要と判断された場合は3次救急病院での診察、治療の後に入院のために2次救急病院に搬送するというルールである。

つまり、それほどにコロナ以前も救急医療はひっ迫した状態が続いていた。治療を必要としているのは脳梗塞、心筋梗塞、急性腹症といった救急患者ばかりでない。一般診療でも入院治療の必要な患者さんは多く、とりわけ手術を待つがん患者の多くは常に数週間の入院待ちの状態にある。

これまで、これらの医療の不十分さを非難してきたマスコミが今度は手のひらを返したように、これらの医療を放棄してすべての病院が、すべての医師がコロナ診療に従事していないと非難するのは果たして妥当なものなのであろうか。

これは診療所でも同様である。慢性疾患、急性疾患で来院される患者さんは数多くおられるがコロナはその一部にしかすぎない。内科を標榜する医療機関はほとんどが、コロナ患者、発熱患者の対応にあたっているが、眼科、皮膚科といった内科治療に携わらない医師までがコロナ治療に従事しないからと非難されていいのであろうか。

マスコミの求めるままに全医療者がコロナだけを診療することになれば（それでもコロナを根絶することはできないと思うが）日本の医療は崩壊するであろう。

我々はコロナに対して「正しく怖れよう」を合言葉に、県民に対して謂れなき恐怖心に心を奪われないこと、正しい知識のもとに現状に合った対策を積み重ねていくことの必要性を訴えようと広報担当の宮川政昭副会長、池田信之理事を中心に医師会のホームページを中心に広報活動を行った。２０２０年4月2日には菊岡会長からの発信で以下の所信表明を発表したのである。

～神奈川県民の皆様へ～（神奈川県医師会からのお願い）

神奈川県医師会長　菊岡正和

侮らないで

連日の報道で、親も子供もストレスで大変ですとマスコミが取り上げています。だから、ストレス発散のために、外出したいという気持ちもわかります。

爆発的な感染拡大に若い人たちに危機感はないのは当然かもしれません。若い人は感染しても比較的軽症で済むとの報道があるからです。しかし現実は違います。若い人でも、重症化して一定数以上は死亡するのです。現実を見つめてください。

もし、自分の知り合いの人がコロナ感染症で亡くなられたらきっと哀しいはずです。そして、亡くなった人に移したあなたが、入院せずに軽度で済んでも本当に喜べるでしょうか。不用意に動き回るということは、その可能性を増やしてしまうことなのです。今は我慢する時なのだということを、ぜひ理解してください。できるだけ冷静に、そして自分を大切に、そして周囲の人を大切に考えてください。

ごまかされないで

この新しい未知のウイルスに、本当の専門家がいません。本当は誰もわからないのです。過去の類似のウイルスの経験のみですべてを語ろうとする危うさがあります。そして専門家でもないコメンテーターが、まるでエンターテインメントのように同じような主張を繰り返しているテレビ報道があります。

視聴者の不安に寄り添うコメンテーターは、聞いていても視聴者の心情に心地よく響くものです。不安や苛立ちが多い時こそ、慎重に考えてください。

実際の診療現場の実情に即した意見かどうかがとても重要です。正しい考えが、市民や県民に反映されないと不安だけが広まってしまいます。危機感だけあおり、感情的に的外れのお話を展開しているその時に、国籍を持たず、国境を持たないウイルスは密やかに感染を拡大しているのです。

第一線で活躍している医師は、現場対応に追われてテレビに出ている時間はありません。出演している医療関係者も長時間メディアに出てくる時間があれば、できるだけ早く第一線の医療現場に戻ってきて、今現場で戦っている医療従事者と一緒に奮闘すべきだろうと思います。

ＰＣＲ検査の本当

医療関係者は、もうすでに感染のストレスの中で連日戦っています。その中で、ＰＣＲ検査を何が何でも数多くするべきだという人がいます。しかしながら、新型コロナウイルスのＰＣＲ検査の感度は高くて70％程度です。つまり、30％以上の人は感染しているのに「陰性」と判定され、「偽陰性」となります。

検査をすり抜けた感染者が必ずいることを、決して忘れないでください。さっさとドライブスルー方式の検査をすればよいと言う人がいます。その手技の途中で、手袋や保護服を一つひとつ交換しているのでしょうか。もし複数の患者さんへ対応すると、2次感染の可能性も考えなければなりません。正確で次の検査の人に2次感染の危険性が及ばないようにするには、一人の患者さんの検査が終わったら、すべてのマスク・ゴーグル・保護服等を、検査した本人も慎重に外側を触れないように脱いで、破棄処分しなければなりません。マスク・保護服等必須装備が絶対的に不足する中、どうすればよいのでしょうか。次の患者さんに感染させないようにするために、消毒や交換のため、30分以上1時間近く必要となります。テレビ等のメディアに登場する人は、本当のPCR検査の実情を知っているのでしょうか。そして、専門家という人は実際にやったことがあるのでしょうか。

胸部レントゲン検査やCT検査の困難

胸部レントゲン検査やCT検査を、もっと積極的にしないのは怠慢だと言う人がいます。もし、疑われるとした患者さんを撮影したとすると、次の別の患者さんを検査する予定となっても、その人が2次感染しないように、部屋全体を換気するとともに装置をアルコール消毒しなければなりません。その作業は30分以上、1時間近く必要となります。アルコールが不足する中、どうすればいいのでしょうか。メディア等で主張する専門家やコメンテーターは、そのようなことを考えたことがあるでしょうか。

医療機関の現状

今後感染のスピードが上がると、重症例も当然増えてきます。もし何百人もの感染者が同時に出れば、その人たちを病院で治療しなければいけません。医療機関のベッドは、またたく間に埋まってしまいます。それでも心筋梗塞や脳梗塞やがん等の患者さんに対しては、いつものように対応しなければなりません。今までと同じように医療は維持しなければならないのです。

軽症の人は、自宅や宿泊施設に移って静養や療養してもらい、少しでも新型コロナウイルス感染症の人のために、病院のベッドを空ける等の素早い行動が必要です。そして、新型コロナ感染者の治療が終わり、社会復帰してもよいという時こそ、素早くＰＣＲ検査をやって確認し、ベッドを空けなければなりません。そのためにも、少しでも時間が必要なのです。医療機関に時間をください。コロナ感染者の増加を、少しでも緩やかなカーブにしなければ、医療は崩壊します。

医療機関への偏見や差別

皆様は、咳をしたり、熱が出ていたりする人が近くにいたら、きっと嫌な顔をして、文句を言うか、離れていくことでしょう。今この時も医療関係者は、コロナ感染の恐怖の中で戦っています。戦っている医療機関の医師や看護師や事務職員にも、子供や孫、そして親はいます。その愛する人たちに、移すかもしれないという恐怖の中で、医療職という使命の中で戦っています。そして自分の子供が、バイキンと言われ、いじめに遭うかもしれないという、悲しみとも戦っています。

市中の診療所ならば、医師自身が罹ったら、当然一定期間休診にするばかりでなく、診療所のすべてのスタッフやその家族の心配もしなければなりません。そして、自分の家族そのものに危害が及ぶことになります。実際に病院の中で重症の患者さんの治療を毎日繰り返し治療にあたり、家に帰っても人工呼吸器の音が耳から離れず、懸命に立ち向かっている医師や看護師の人たちのことを想像してください。そんな恐怖といら立ちと、そしてストレスの毎日の中で生活しています。

わかってください。知ってください。理解してください。感染が拡大すれば、誰もが感染者になります。その時、偏見や差別を受けたらどんな思いをするのか、一人ひとりが賢明に考えて、不確かな情報に惑わされて。人を決して傷付けないように、正しい情報に基づいた冷静な行動をするようにしてほしいのです。まして、地域の医療機関の活動が差別意識で妨げられるようなことは、決してあってはならないことでしょう。

一緒に戦いましょう

もう少し、もう少し我慢してください。4週間、何か月いや1年以上になるかもしれません。病と戦って生きていたいと、つらい治療と戦っている患者さんもいます。生きていることだけでも幸せなのだと、ぜひ、ぜひ思ってください。

安易に外出して、密集、密閉、密接のところには絶対行かないでください。あなたの行動が、新しい患者さんを作ってしまうかもしれません。

お願いします。私たち医療従事者も、ストレスや恐怖に我慢して戦っています。お願いします。皆様はぜひ、我慢と戦って、我慢してください。戦いは、長くてつらいかもしれませんが、皆で手を取り合っていきましょう。

COLUMN

ホームページでの記事を呼んだ方からは賛同のご意見とほぼ同数の反対意見が寄せられた。

「隣の韓国でできたことが何で日本ではできないのか」。当然の疑問である。ただ我々はいくらコロナの診断ができたとしても、それらの患者さんを治療するシステムができていなければ社会不安が増大するだけだということを理解していただきたかった。はっきりと声には出せないものの、「すぐにそのシステムは出来上がります。その間、もう少し我慢してください」と伝えたかったのである。

3月15日、本体部分のシステム構築にめどがつき、最初の「神奈川モデル」が神奈川県から発表された。これを受けた3月24日、我々は入り口部分の充実を目指す「ハイブリッド型神奈川モデル」の提唱を行った。

神奈川県における第1波のピークは2020年4月11日で、入り口部分の完成は間に合わなかったが、この時点で本体部分は十分機能していた。

5月26日には14の郡市医師会で22か所の地域外来検査センターが設置され、

PCR検査が飛躍的に拡大した。これにより8月15日をピークとする第2波の流行の前に入り口部分を充実させることに成功したのである。

2020年10月1日には発熱診療等医療機関の設立が始まり、「ハイブリッド型神奈川モデル」は完成した。第1波、第2波とは比べ物にならない感染増加を見た2021年1月9日をピークとする第3波の流行までには「神奈川モデル」はほぼ完成しており、大きな社会不安を引き起こすことなく無事乗り切ることができたのである。

その間もずっとマスコミの批判は続いていた。ご批判はもっともである。確かに何も出来上がってはいなかった。

しかしそれは国の怠慢や、医療者の怠慢のせいではない。1月初めに強い毒性を持つ未知の生命体に遭遇し、何の知識も準備もないままに戦いを始めたのである。それにもかかわらず、わずか3か月で入院診療体制を作り上げ、5か月目には外来診療体制にめどを付け、10月には神奈川県ではコロナの診療体制はほぼ完成していたのである。

2020年の間に国、県から送られた通知等の書類の数は莫大なものであった。

COVID-19の情報提供をはじめとしてその対策の指針、法律・規則の改正、そのための予算措置等々である。県独自の施策も多く出された。我々はそれを県と協議し、現場で実現可能なシステムの構築を行い、郡市医師会に諮って実現していった。時には我々から県に対策を提案し、そのための予算措置や規則の改正を依頼したりもした。

必要なブロックを集め、順序立てて、確実に積み上げていく作業であり、はたから見れば手ぬるい作業に見えるかもしれないが、我々はこれだけの作業をこれだけの期間で成し遂げたことに誇りを持っている。

短時間でこれらを実現することができたのは県医師会の担当者と我々医師会員が共有する強い危機意識とそれから生まれる連帯感であったと思う。

こうしたおもてには見えない現場での地道な努力の積み重ねがあったことを皆様にも理解していただきたいと思う。そのうえであらためて菊岡会長の所信表明の文章を読み直すと、あの中に潜む強い決意が読み取れるだろうと思う。

第2部

コロナへの逆襲

コロナに対する武器と十分な防備を得て我々は立ち上がった

IX

ついに感染爆発が始まった

2021年1月9日をピークとした第3波の襲来とその医療対策

第2波のピークは2020年8月15日であったが、その後は終息に向かうことなく、緩やかな感染の継続が見られた。冬に向けて第3波の襲来が危惧されていたが同時期に冬季のインフルエンザの流行も始まるのではないかとの予想もあり、医療界では緊張が強まっていた。

しかし政府は2020年7月22日に始まった「Go Toトラベル」を継続することとし、景気刺激策を変更する方針は示さなかった。

果たして2020年11月からコロナ患者は増加の傾向を示し、2021年1月9日をピークとした第3波の流行を迎えることとなる。この時の1日あたりの患者発生数は最大で995名と第2波の136名と比べると7倍であった。とても従来の「帰国者・接触者外来」で対応できる患者数ではなく、「地域外来・検査センター」と「発熱診療等医療機関」という我々が提案した入り口部分が確立していなかったら多くのコロナの医療難民が発生したことであろう。

第2回目の緊急事態宣言が2021年1月8日から3月21日まで発令されたが、入院病床のひっ迫は深刻で、その確保のため、一般診療が制限されることとなった。

神奈川県は通常医療の提供体制を制限するために1月4日に「医師が延期できると判断した入院・手術の一時停止について」を発出した。これは2月28日まで続き、一般患者の救急搬送業務にも大きな支障が生じていた。

また1月13日には「新型コロナウイルス感染症陽性患者の入院管理を行っていない病院において発生した陽性患者の入院管理の継続について」を発出し、自院で発生したコロナ患者についてはコロナ病床を有さない病院においてもコロナ患者の入院治療を継続させ、事質上のコロナ病床の拡大を行った。

しかしそれでもなおコロナ病床の不足は深刻で、本来入院すべき中等症以上の患者もすぐには入院できない状況が発生した。在宅での待機を余儀なくされたわけであるが、在宅死をなくすため、また在宅で待機する患者さんの不安を軽減するため、「地域療養の神奈川モデル」の構築が策定された。

在宅療養患者に訪問看護を提供している訪問看護サービス事業者と、在宅療養の往診診療を行っている医療機関が手を組み中等症以上のコロナ在宅患者の在宅支援を行おうというシステムである。

保健所が窓口となり、自宅療養中の患者さんに問題が発生した場合には、訪問看護ステーションが電話で相談を受け、必要に応じて訪問し、医療的対応が必要と判断した場合は医師に連絡し指示を受ける。必要な場合は医師が往診し、必要な場合は入院の指示をするというシステムである。

県が主導して郡市医師会と交渉し、２０２１年３月22日に藤沢市医師会に設立されたのをはじめとして、全県下の医師会で「地域療養の神奈川モデル」のシステムを立ち上げることができた。

軽症者ばかりではなく入院の必要な中等症の患者までが自宅療養を余儀なくされる非

図6　地域療養の神奈川モデル

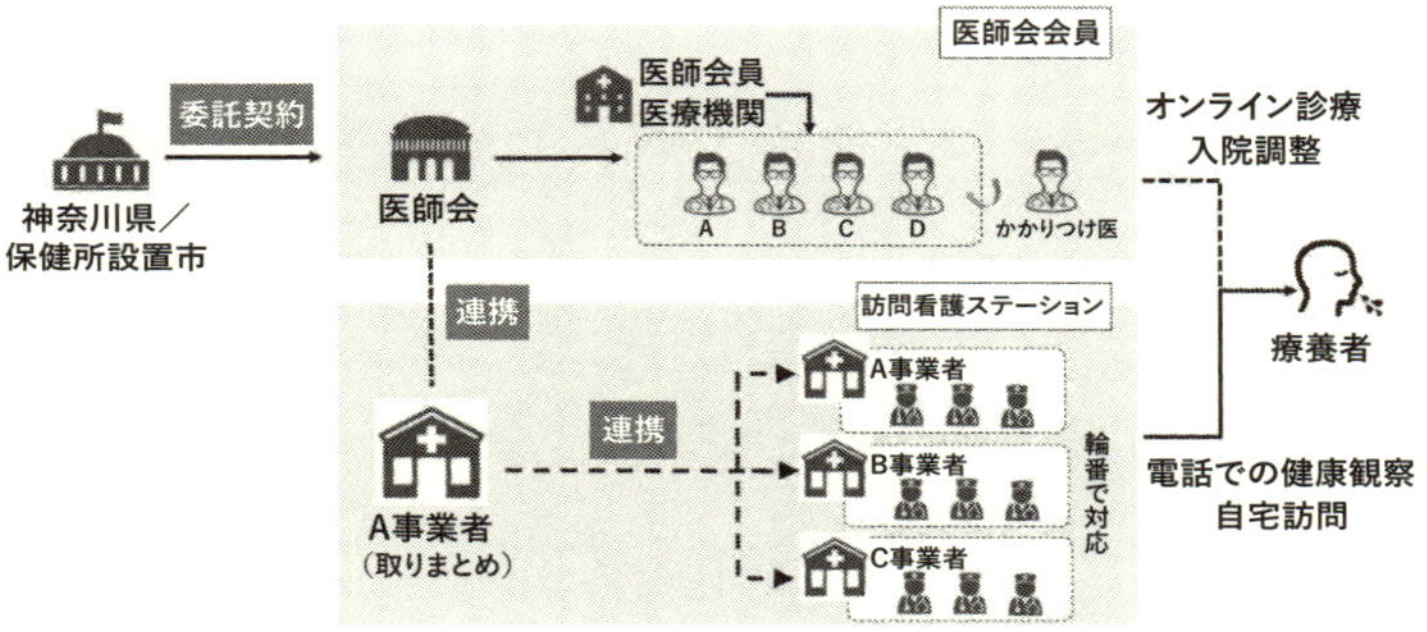

出典元：神奈川県健康医療局　医療危機対策本部室「新型コロナウイルス感染症　神奈川県対応記録（保健医療編）」（令和5年7月）

常事態に際して、患者さんの不安をできる限り軽減するとともに、重症化する前に的確な診断を行うことにより入院治療に切り替え、在宅死をゼロにする。その目的のもとに、地域の医師たちが連携し、協力し合って在宅医療を展開していったのである。

在宅での酸素吸入療法も開始され、外来でのコロナ治療が多忙を極めるようになってきたのもこの頃からである。在宅酸素だけでは維持が困難となり、人工呼吸器への切り替えが必要と判断されてもなお入院が困難な症例も出始めていた。

県はこのような事態に備えて在宅と入院をつなぐ中間施設として「かながわ緊急酸素投与センター」の設置の検討を始めた。

「緊急酸素投与センター」は在宅療養と入院の中間に位置する施設としての位置付けで、医師、看護師が常駐して呼吸管理を行うとともに、県職員も常駐して、病院への入院要請を行い、可及的速やかに入院治療に結び付けるためのものである。

COLUMN

幸いにしてこの年はインフルエンザの流行は見られなかったが、このCOVID-19の急増への対処だけでも我々の対応能力の限界に近いものがあった。

第3波に至るまでの時期における我々の最大の敵は「Ｇｏ Ｔｏトラベル」であった。インフルエンザの流行とさらなるCOVID-19の感染拡大が危惧されている中で政府はなぜ「Ｇｏ Ｔｏトラベル」を止めないのか。これ以上医療への負担を増やしてほしくはない。我々は祈るような気持ちで「Ｇｏ Ｔｏトラベル」の中止を待っていた。

政府が「Ｇｏ Ｔｏトラベル」の中断を決めたのは第3波の流行が始まった２０２０年12月14日のことである。

中断は当初12月28日から２０２１年１月11日までの間とされたが、順次延長され、２０２１年１月８日に非常事態宣言が発出されたのを受け、中止もやむなしとの考えに変わっていった。

当然の帰結であった。そもそもコロナが爆発的な感染拡大の兆しを見せているこの時期に始めなければならない事業であったのかという疑問は今も私の心の中に残っている。

X

コロナワクチン接種事業が始まる

2021年2月からmRNAワクチンの第1回接種が始まった

新型コロナウイルスに対する予防ワクチンは当初最短でも3年以上はかかるだろうと言われていた。通常のワクチンの開発は、有精卵を用いてウイルスを培養し、継代培養を繰り返すことによって、遺伝子変化による弱毒ウイルスを作り出し、選び出されたウイルスを有精卵で培養し、ワクチンを製造するというものである。安全確認のための治験も必要であり、当座の役には到底立ちそうにないものと思われていた。

しかしすでに開発されていたmRNA遺伝子を用いたワクチン製造の技術を利用していち早くワクチン開発に成功したのはアストラゼネカ社とファイザー社、それにモデルナ社であった。これにより感染の始まった1年後の2021年2月には予防接種が開始されることとなった。

新しいワクチンはウイルスの培養はせず、ウイルスの持つ遺伝子のうち、ウイルスの被膜にあるスパイクたんぱくを作るmRNAの一部を遺伝子工学の技術を用いて作成し、これをワクチンとする。生体にワクチンのmRNAを注入するとこのmRNAの指令により、生体内でウイルス被膜のスパイクを構成するたんぱくが生成される。このたんぱくを抗原として生体内で新型コロナウイルスに対する抗体が作られるのである。

こうして作られた抗体が、侵入してきたコロナウイルスのスパイクと結合する。抗体によって標識されたウイルスを生体内の免疫細胞が攻撃し、撃退させるという仕組みは従来のワクチンと同様のものである。

注入されたmRNAは速やかに分解されるためスパイクたんぱくを作り続けることはなく、生体のmRNAの中に組み込まれることもないとされており、安全性の高いものと考えられていた。

但し従来のワクチンと同様アレルギー反応によるアナフィラキシーショックを起こす可能性はある。十分な準備をして接種に臨むように指導がなされ、我々も救急救命の機材と薬剤を準備し、これに備えたが、幸いにして神奈川県では他のワクチンと同等の副反応が出ることはあったが大きな問題はなく使用することができた。

問題は新しいワクチンの扱いにくさであった。ワクチンはマイナス70度の低温で運搬し保存しなければならない。接種会場への運搬は低温を保てる保冷庫を用いて行い、接種会場では冷蔵庫で保存するが、一般の冷蔵庫の冷凍庫で保存できるのは5日まで、使用に先立って保冷庫で解凍し、常温に戻してからは6時間以内に使用しなければならなかった。解凍してから過度の振動は避けることとの注意もあり、これまでのワクチンとは全く違う取り扱いであった。

ワクチン接種はまず医療関係者に対して優先的に行われることとなり、その体制整備は都道府県に委託された。

国は各都道府県の人口に合わせた配布量を決め、配送する。都道府県は指定したワクチン接種の基本型接種施設にあらかじめ保冷庫を供給して準備を整えたうえ配送する。基本型接種施設は自院でワクチン接種を実施するとともに、指定された連携型接種施設にワクチンを供給する、という仕組みを考えていた。

神奈川県もその体制で実施することを考え、県の設置する大規模接種会場と基本型接種施設、連携型接種施設（病院）での接種を行うこととしていた。

我々はその実施案には強く反対した。ワクチン接種の基本型接種施設、連携型接種施設に指定された大きな病院はすでにコロナ診療の高度医療機関、重点医療機関ないしはCOVID-19の治療に従事する重点医療機関協力病院として稼働していた。自院の従業員の接種だけならまだしも、他院の医療従事者にまでワクチン接種をする余裕はない、ましてサテライト接種機関である、連携型接種施設にワクチンを配布する業務に人を割く余裕はないとの声が聞こえていた。病院の協力が得られない場合、病院関係者以外の医療従事者は県内に1、2か所しかない大規模接種会場に行かなければ接種を受けられないこととなる。県内各地に散らばり、業務に忙しい医療関係者をすべてここに集めることができるであろうか。これが反対の第1の理由である。

医療従事者の接種が終われば、すぐに高齢者への接種が始まる。高齢者への接種の実施主体は市町村に移るが、その時接種会場をこのままの体制にして十分対応できるであろうか。市町村でも大規模接種会場を設置するであろうが、多数の住民に対し、可及的速やかに接種を完了させるためには従来のワクチン接種と同様に各地の診療所の働きがなければ成り立たないと考えられる。

それであれば医療従事者のワクチン接種も診療所が接種の主体となる体制を整えてもらえないか。医療従事者も手軽に接種が受けられるようになるし、重点医療機関の負担軽減にも役立つ。加えて来る高齢者への接種に対する準備、トレーニングとしての効果もあり、市町村行政の負担軽減にも役立つ。これが反対の第2の理由である。

以上の観点から我々は医療従事者のワクチン接種に関しても一般診療所を接種医療機関に加えるべきであると県に要望を出した。

県からは一般診療所を接種機関に加えることは国の指針に反するとの反論があったが、これには国の規定にも重点医療機関の下にサテライト医療機関を置くとの規定があり、この解釈を、病院から一般診療所にまで広げれば済むことであると返答した。

何回かの話し合いを繰り返し、県は我々の意見を聞いてくれることとなったが、先に記したようにコロナワクチンは非常に扱いの難しいものであり、その配送を全県にわたり、多数の医療機関に行き届かせる体制を作ることは県行政にとって膨大な労力を必要とした。

県は約31万人におよぶ県内医療従事者への接種には46の基本型接種施設に加え3809の連携型医療施設を指定し、配送のために川崎、厚木に2か所のワクチン配送センターを開設した。そこからすべての接種施設に県が直接ワクチンを配布する体制を整え、3月1日から本格的な接種を開始することができたのである。

従来ワクチン接種は市町村が主体となって行っている事業であり、県が直接ワクチン接種事業に携わることはなかったであろう。この困難なワクチン業務に初めてかかわった県の担当職員の方々には多大な負担をかけることになり、今でも大変申し訳なく思っている。

我々もこの接種事業を円滑に、かつ安全に実施させるための対応に着手した。

まず自院接種がすでに始まっていた国立病院機構相模原病院を見学させていただき、その接種状況を録画させていただいた。3月16日に国立病院機構相模原病院院長の金田吾郎先生にも講師をお願いし、この録画も使った講習会を実施した。

県医師会でも直接接種事業に携わったことはなく、その取りまとめは我々にとっても非常に大変な作業であったが、これらの経験は6月から始まった県内の高齢者へのワクチン接種に際し大いに役立った。

COLUMN

それに続く全住民へのワクチン接種、さらに6回におよぶ追加接種とコロナワクチンの接種はそれからも定期的に行われた。他に一般の予防接種、インフルエンザの予防接種も従来通り行わねばならない予防接種実施の医療機関への負担は大きかった。また市町村に設けられた集合型接種会場には郡市医師会会員の多くの先生方が参加し、ご協力をいただいた。内科、小児科の医師以外にもいろいろな専門科目の先生方にご参加いただいた。新聞やテレビの報道ではコロナ治療に参加する医師の数が少ないと非難の声が聞かれるが、それ以外のこうしたコロナに関する様々な業務に協力している医師の数は決して少ないものではない。

自分の業務を犠牲にし、感染のリスクを冒してご協力していただいているわけであり、これも県民の皆様に知ってもらいたい事実である。

XI

コロナ変異株アルファ株、デルタ株の出現

2021年5月14日をピークとする第4波はアルファ株、2021年8月20日をピークとする第5波はデルタ株が主体となった流行であった

2020年の第1波から2021年の3波までの流行は従来株が主体の流行であった。第3波は完全収束を見ないまま、その後も100名前後の患者発生が続いていた。そのような状況の中でコロナの変異株の出現が見られるようになってきた。

2021年5月14日をピークとする第4波はアルファ株、2021年8月20日をピークとする第5波はデルタ株が主体となったのである。デルタ株による第5波は1日患者発生数最大2878名と第3波の995名をはるかに超える大流行となった。

図7　第3波、4波、5波の発生状況

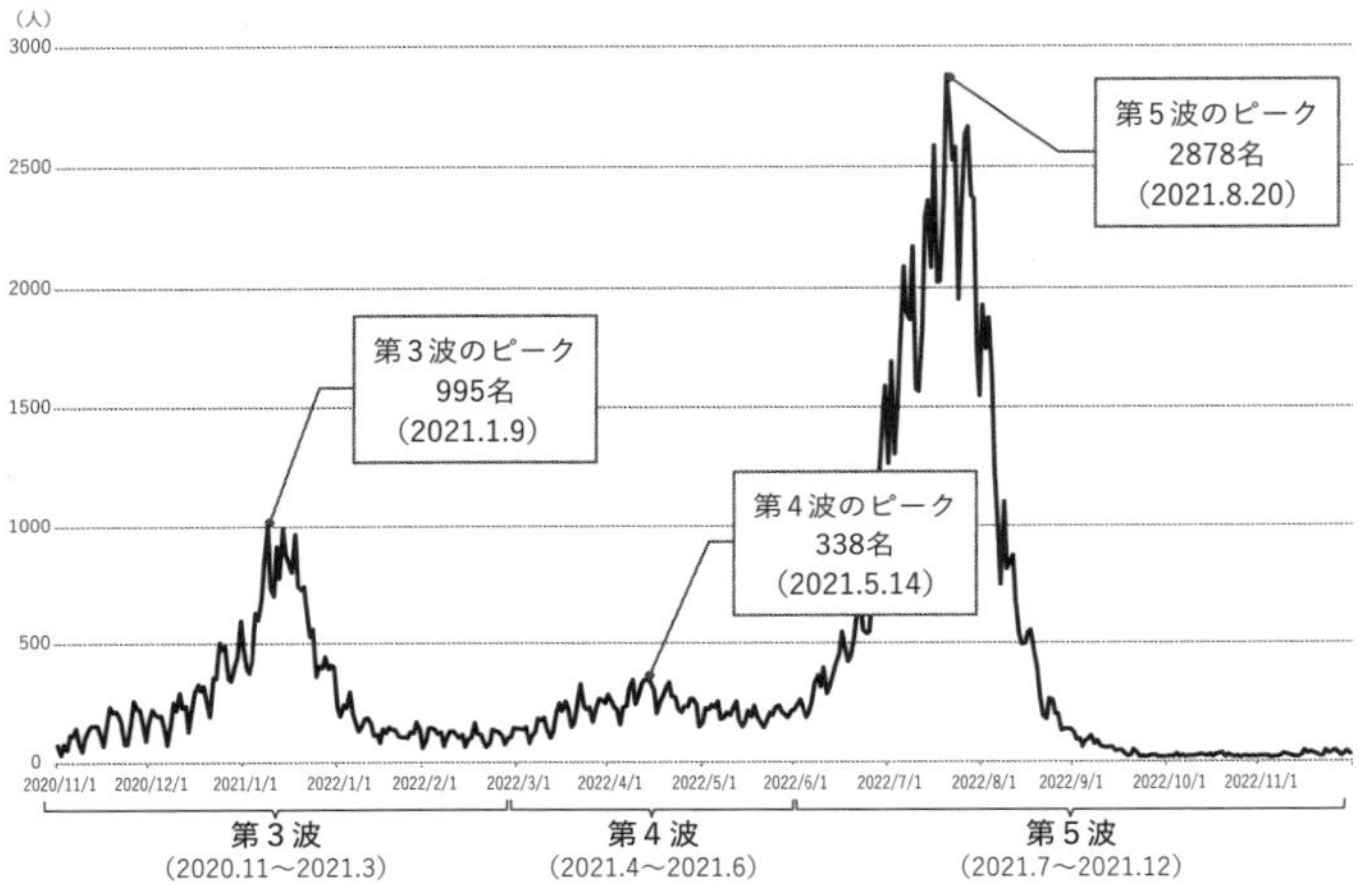

作成元：神奈川県医師会　健康医療課

デルタ株は２０２１年3月に空港検疫で初めて海外からの流入が確認されたが、その後7月頃から急速に拡大していった。デルタ株は従来の株と比べ感染力が強く、かつ重症化率も高いことが知られており、高齢者だけでなく、若年層にも重症化する確率が高いという特性が知られていた。

２０２１年4月20日から6月20日まではまん延防止等重点措置、２０２１年7月12日から9月30日までは第３回目の緊急事態宣言が出され、行動自粛の方針が強く打ち出されたが、デルタ株の流行を止めることはできなかった。

神奈川県はコロナ病床の増床を図る

図8　かながわ緊急酸素投与センターの横浜伊勢佐木町ワシントンホテル

横浜伊勢崎佐木町ワシントンホテル（7/15～9/30）　神奈川県

県立スポーツセンター（藤澤市善行）がオリンピック・パラリンピック東京大会2020で使用されるため、7月15日に宿泊療養所である横浜伊勢佐木町ワシントンホテル（横浜市中区）へ一時移転した（7月15日に現地説明会・リハーサルを実施）。

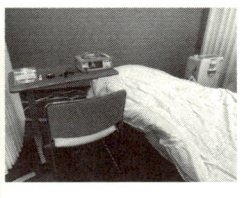

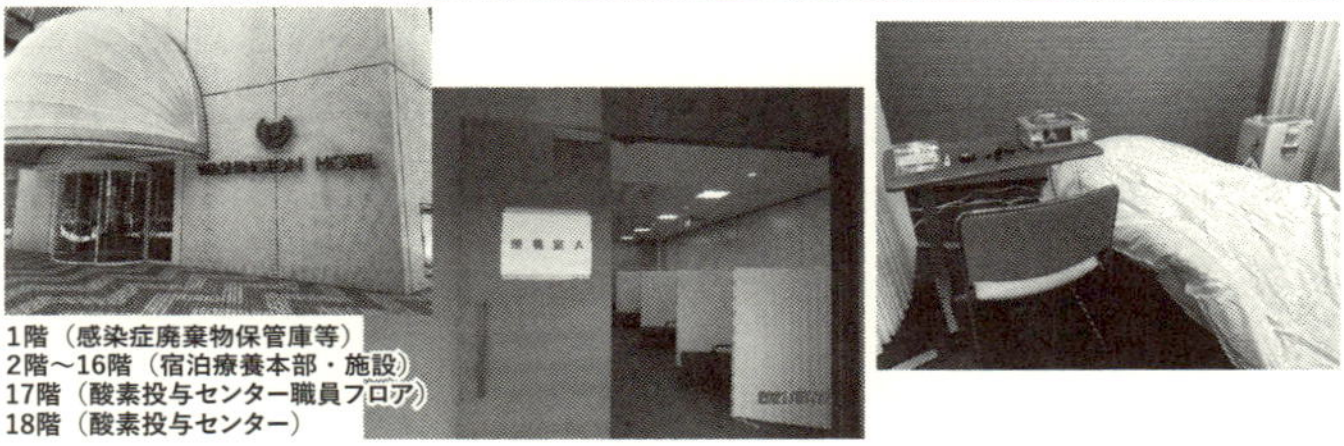

出典元：神奈川県健康医療局　医療危機対策本部室「かながわ緊急酸素投与センターの取組について」（令和5年12月）

とともに、「医師が延期できると判断した入院・手術の一時停止について」を２０２１年８月６日に再び発出し一般医療の抑制を図った。

８月17日にはこれまでの「入院優先度判断スコア」を改変し、入院のための基準を一層厳密なものとし、入院の抑制を図った。これは同時に在宅でのコロナ治療の重要性が一層増すことを意味した。

これまで入院が必要とされていた中等症のCOVID−19患者まで在宅医療で診なければならないため、県は「地域医療の神奈川モデル」の充実を図るとともに、すでに準備が完了していた「かながわ緊急酸素投与センター」を伊勢佐木町ワシントンホテル（現在、チサンホテル横浜伊勢佐木町）で2021年8月7日より正式稼働することとし、県医師会は医師の派遣を開始した。

また外来でのコロナ治療を強固にし、病床ひっ迫を軽減することを目的とし、県、県医師会、県病院協会は協力して「早期薬剤処方の指針Ver・1」を策定した。これは解熱鎮痛剤や鎮咳剤の7日間のルーティン処方を定めるとともに、かねてから県医師会の要望していた、適切なタイミングでステロイド処方を外来でも行おうという画期的な仕組みづくりであった。

これらはコロナ病床を準備し、治療を行っている病院の負担を軽減するための施策であり、出来うる治療は外来でも分担して行おうとする試みであった。神奈川県医師会でもそれに対し出来うる限りの協力は惜しまなかった。

9月に入り第5波の収束が見えてきたことに伴い、9月15日からはステロイドの外来投与の見直しを行い、21日の「かながわ緊急酸素投与センター」の終了、24日には「医師が延期できると判断した入院手術の一時停止について」も解除される等、速やかに通常医療の体制へと転換が行われ、我々も胸をなでおろすことができた。

COLUMN

COVID-19の爆発的感染拡大に伴う病院にかかる過大な負担を軽減するため、在宅、療養所での患者が増大した。その結果、発熱診療等医療機関、在宅医療を担う医療機関への負担は格段に増大した。

在宅死を可能な限り防止するために様々な努力がなされ、今回の危機は何とか乗り越えられたのである。

しかしその先にはさらなる感染拡大が迫っていたのである。

XII

オミクロン株BA・1の出現

WHOが懸念すべきと警告していたオミクロン株により2022年2月4日をピークとする第6波の感染爆発が始まった

WHOが懸念すべきと警告しているオミクロン株BA・1が2021年12月17日に国内での市中感染として確認された。オミクロン株はデルタ株と比べ感染性が非常に高いことが知られており、早晩国内にオミクロン株が蔓延することが予想され、第5波を超える第6波の感染爆発も予想された。

一方でオミクロン株は重症化率が低いことも知られており、国はオミクロン株の特性を考慮したコロナの爆発的感染拡大に備える指針を打ち出した。

濃厚接触者の待機期間の見直しを行い、特に医療従事者、社会機能維持者の濃厚接触

図9　第6波の発生状況

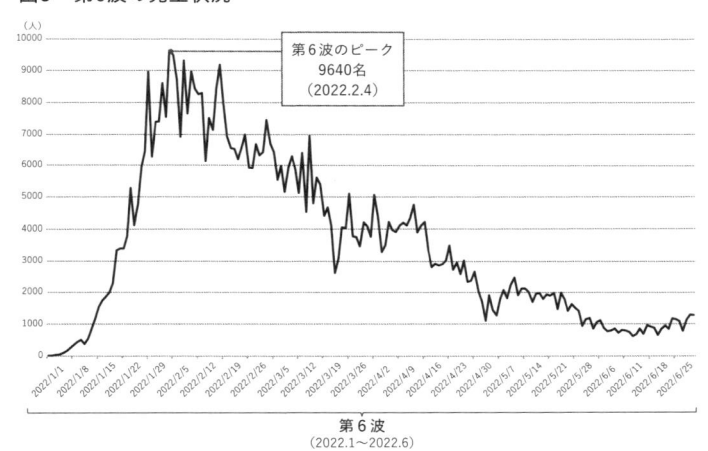

作成元：神奈川県医師会　健康医療課

者に対する待機期間は随時短縮されていった。また２０２２年１月28日には「医療機関の受診がない場合でも健康観察を開始できる」旨の事務連絡が発せられた。

　県も第６波に備えたコロナ対策の構築を図っていたが、神奈川県医師会も医師会の総力を挙げてのコロナ体制を構築しようと試みた。

　第５波までの経験でコロナの外来治療の幅は大きく広がっていた。ワクチン接種の普及により重症化リスクはコロナの流行初期より明らかに低下してきている。中和抗体療法の普及、コロナウイルスに対する経口抗ウイルス薬が特例承認され使用できるようになった。コロナに対する対策は格段に進歩していたのである。

一方で、患者の増大に伴って保健所機能がマヒする度合いは一層増大していた。発熱診療等医療機関ではコロナ治療を積極的に行うとともに、自宅療養する患者さんへのフォローアップにも力を注ぐことが必要とされてきており、それに対応するための行政の支援もなされるようになってきていた。

外来での医薬品の使用の適応拡大、アルコールを含めたPPE資材の供給体制の拡充、患者さんが自宅で酸素飽和度を図るためのパルスオキシメーターの貸与等々である。

第5波に際して我々は医師会員に対して入院の必要な患者さんに対する「自宅放置者ゼロプロジェクト」と題しての呼びかけを行うとともに「感染爆発時の発熱者診療外来診療マニュアル」を発出した。

PCR検査を行う場合、多くの医院では当日に判定を出すことは困難であり、翌日かそれ以降に判明することとなる。

そのため、翌日以降の対応に齟齬が生じる場合が出てくることがありうる。マニュアルでは診察当日の対応方法、後日陽性が判明した時の対応方法、そして在宅患者のフォローアップ体制の取り方等を詳しく解説した。

その中で特に強調したのは初診時には問診と酸素飽和度の測定を行い、ＰＣＲ陽性が判明した場合、直ちにリスク判定ができるようにしておくこと、コロナと診断された場合のために指導箋を渡しておくこと、保健所からの連絡が数日かかることがあることを説明し、その間のサポートを自院で行う旨を話しておくこと、急変した時のサポート体制に加え、定期的に自院に連絡するよう話しておくこと等である。

２０２１年12月１日より新型コロナワクチンの３回目の追加接種が開始され、医療機関はワクチン接種に追われていたが、そのさなかに２０２２年１月３日に県内で初めてのオミクロン変異株ＢＡ・１系統の感染例が確認されると、瞬く間に感染が拡大し、２月４日には１日の感染者数が９６４０人と第６波のピークを迎えたのである。

オミクロン株では軽症者が多いというものの、患者の絶対数の増加によって重症者の数は増え、死亡者も増えていった。

病床のひっ迫は第５波をはるかに凌ぐものであった。本当に入院が必要な重症化リスクの高い患者を確実に入院につなげるためには医療の集約化が必要であった。

県は２０２２年１月21日には「延期可能な一般医療の一時停止」を発令し、１月28日

図10　東横イン横浜スタジアム前Ⅱに拠点を移していた
「かながわ緊急酸素投与センター」

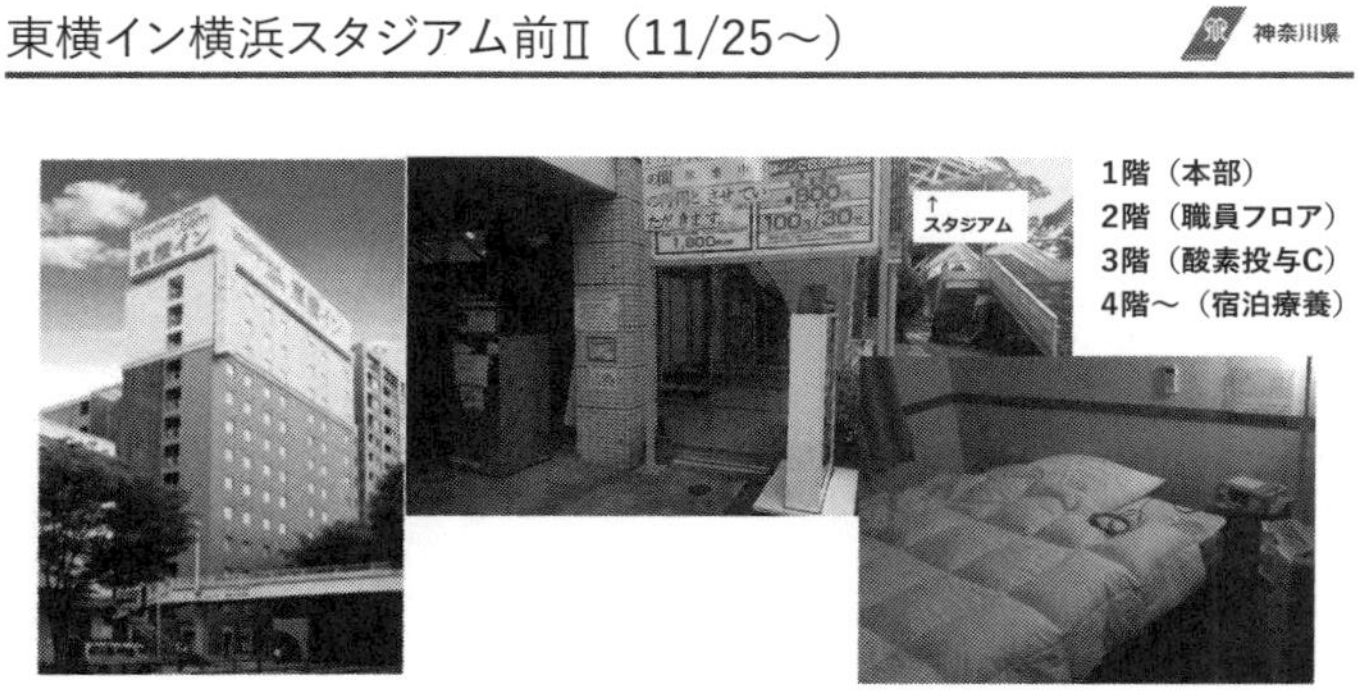

出典元：神奈川県健康医療局　医療危機対策本部室「かながわ緊急酸素投与センターの取組について」（令和5年12月）

には「重点観察対象者」の定義を定め、入院基準をさらに厳格化させた。高齢者施設でのクラスターも多発しており、入院できず、施設で管理せざるを得ない場合も増えてきた。２月１日からは東横イン横浜スタジアム前Ⅱに拠点を移していた「かながわ緊急酸素投与センター」が活動を開始した。これから3月７日までの35日間で県医師会が派遣した人員は医師68名、看護師１９７名に上った。

「かながわ緊急酸素投与センター」は入院が必要な呼吸不全の患者さんを一時的に収容する施設であり、入所者には重篤な呼吸不全の患者が多く、すぐにでも人工呼吸器につなぎたい患者さんばかりであった。県庁の調整班が必死に受け入れ病院を探すが、病室は満床で、受け入れは退院待ちの状況であり、なかなかすぐに入院させてはもらえなかった。受け入れの了承を得て救急車に移送したが、退室が遅くなっていると救急車内で何時間も待たされることもあった。

まさに綱渡り的な状況下にあったが、1例の死亡者も出さずに「かながわ緊急酸素投与センター」の運営を無事終了できたのは幸いであった。

患者数の増加に加え、中等症患者も在宅で診なくてはならない状況となり、発熱外来の負担は増加していた。重症化が危惧される患者さんには県から貸与されたパルスオキシメーターを患者さんに貸し出し、酸素飽和度を測定してもらい、低下した場合は直ちに連絡していただき、対応する必要もあった。高齢者施設の患者さんへの往診を依頼される場合も増えて、発熱外来の機能も限界に近づいていた。

2022年1月28日には県は「自主療養届出制度」を開始した。これは患者さん自身が抗原検査キットでセルフチェックを行い、陽性となった場合に外来や保健所を介さずに自宅で療養を開始することができるという制度である。県が療養届出書を発行し、保険の申請に必要な療養証明書も県が発行してくれた。これは軽症者を対象にした制度であり、症状の重いもの、重症化リスクのあるものは対象外であった。それでも療養証明書の発行は20万9816件におよび、発熱医療機関の負担軽減に寄与した。もちろん処方薬を希望して受診される方も多かったが、国への報告がなくて済むというだけでも発熱医療機関の負担軽減に役立ったものである。

2021年12月24日に国内初経口抗コロナウイルス薬としてモルヌピラビル（販売名：ラゲブリオ®）が特例承認された。次いで2022年2月10日にニルマトレルビル／リトナビル（販売名：パキロビッドパック®）も特例承認され、重症化予防のための投与が開始された。外来でのステロイド治療も再開され、治療の幅は飛躍的に拡大した。

一方でこれまで積極的に進められてきた中和抗体療法はオミクロン株に対しては効果が薄いことがわかった。唯一、ゼビュディだけは有効性が期待されるとされたが、抗ウイルス薬が登場したこともあり、その後、中和抗体療法が積極的に推奨されることはなくなった。

第6波のピークは2月であったが、その後も急速な収束とはならず、4月は1日の発生患者数は3千～4千人、5月も2千人近くあり、6月に入りようやく1千人前後に落ち着いてきた程度であった。

神奈川県医師会は2022年4月26日、発熱診療等医療機関に第6波での対応を中心にこれまでの反省点と今後の対応についてのアンケート調査を行った。

アンケート結果では発熱外来での労働環境の悪化とともに、経済的な負担が大きいことが読み取れた。とりわけ、国に対して、インターネットを通じて報告するG-MIS、HER-SYSの打ち込みの労力が負担になっていることがわかった。

この結果をもとに県医師会では第7波に向けての対処方法を検討し、今後の対処方針を示すとともに、県、および日本医師会に対し第7波を乗り越えるための方策についての要望書を提出した。

その中で、欧米中心に感染が拡大していたオミクロン変異株BA・5系統が2022年5月24日、国内で初確認された。

第6波の流行はこれまでのコロナ診療の経験だけでは到底対応できないような感染増加であった。

筆者の発熱外来にも連日患者さんが押し寄せ、中等症以上の患者さんの受け入れ先もないまま、途方に暮れることも多かった。この中で救いであったのは県の行った支援と、様々な制度変更であった。

その一つが「かながわ緊急酸素投与センター」の開設であった。筆者も参加したが、ホテルの会議室にベッドが並べられ、酸素濃縮器が設置され、酸素吸入を受けている患者さんが10数名いた。濃縮器2台をフル稼働しても酸素飽和度が80%に達しない患者さんもおり、人工呼吸器の使用が必要な状態であった。県の職員が入院先を探すため奔走していたが、なかなか見つからず、何とか見つかり救急車に移乗させたものの受け入れ先の準備が整わないという理由で救急車の中で3時間以上も待機しているという状況であった。とても在宅で診られる病態ではなく、在宅で診ていたら入院はもっと遅くなっていたであろう。「かながわ緊急酸素投与センター」がなかったら、在宅死が起こってもおかしくない状況になっていたと思う。

この時期より少し前から当院ではコロナの診断をPCR検査から抗原検査キットによる診断に切り替えを進めていた。抗原検査キットでの診断はPCR検査より精度は劣るが、10分から30分でその日のうちに診断がつく。

抗ウイルス薬が開発され、中和抗体療法もその有効性が示されていた、外来でのステロイド療法も行えるようになる等コロナに対する治療の選択肢は増えてきていた。診断精度にこだわるよりも診断を早くする方のメリットが勝っているとの判断であった。

それにより、必要な人にはその日のうちにパルスオキシメーターを貸すことができた。またその日のうちにすべての説明が済むため、翌日の仕事量が軽減されるという利点もあった。

第6波ではこのシステム変更が大いに役立ったものである。

XIII

オミクロン株BA・5の出現

オミクロンBA・5の出現により2022年7月27日をピークとする第7波が襲来し、その規模の大きさに医療現場は混乱した

7月に入りBA・5の感染拡大が始まると患者数は急激な伸びを見せ、7月27日にピークとなったが、この時の県内の新規陽性患者数は1日あたり1万9818人であり、第6波の新規感染者数9640人の倍以上の感染爆発であった。これはコロナ禍での最大の感染者数であり、発熱外来での診療は多忙を極めた。

オミクロン株に移行してからはコロナの診断はPCR検査だけでは追い付かず、発熱診療等医療機関でも抗原検査キットでの検査が主流となってきた。

図11　第7波の発生状況

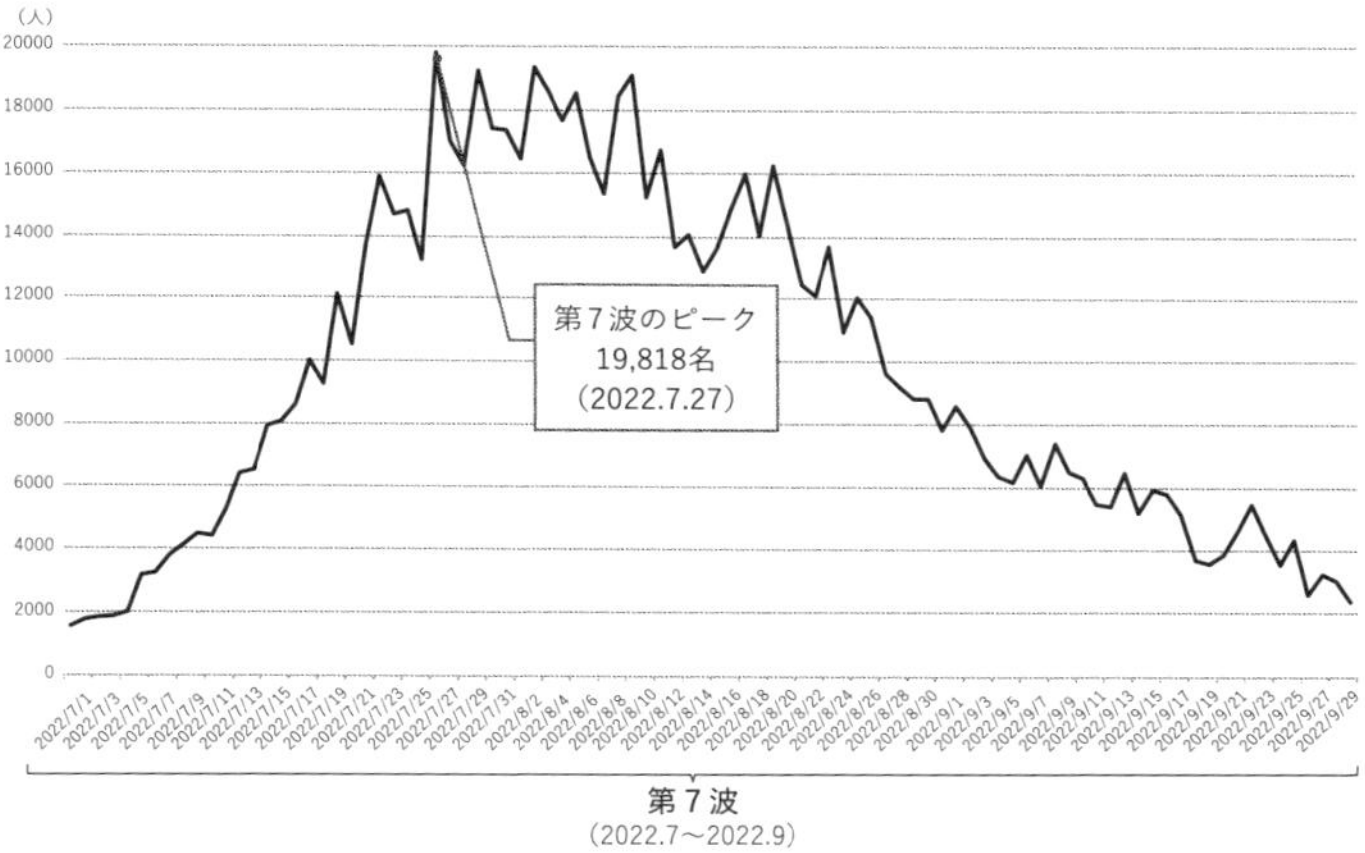

作成元：神奈川県医師会　健康医療課

この頃には検査キットはすでに薬局で自己検査用に販売されるようになっていた。行政からも県民に、また高齢者施設での検査用に検査キットは配布されていた。

この時期、医療機関での検査キット不足は深刻な問題であった。医療機関にも県からの支給があったがそれでも足りず、検査キットの確保に苦労した。

患者の増加に伴い発熱診療等医療機関の診療も倍増したが、診療が終わっても発熱診療等医療機関の仕事は終わるわけではなかった。その日の患者さんをまとめて、その医療情報をHER-SYSに打ち込んで国に報告しなくてはならない。この頃には患者さんを診た後の保健所への報告はすべて発熱診療等医療機関にゆだねられていた。HER-SYSでの電子報告には詳細な情報の打ち込みが必要で、これが終わるまで医療機関の仕事は終わらない。

この事務的負担も医療機関に重くのしかかっていた。神奈川県医師会では日本医師会を通じて厚労省に事務負担の軽減の要望を出していたが、7月22日には発生届の項目削減の事務連絡が発出され、さらに9月26日には「発生届の全数届出の見直し」が全国一律で実施され、発熱外来の事務負担の軽減に大いに役立った。

しかし一方で、「発生届の全数届け出の見直し」により保健所では個々のコロナ患者の情報把握ができなくなることとなり、これまで行っていたコロナ患者のフォローが保健所の業務から外された。

保健所はこれまで発熱診療等医療機関からの報告を受けて、コロナ患者と連絡を取り、軽症者については自宅療養の承諾を得て、そのフォローを行ってきた。しかしコロナ患者の増加に伴い、患者への連絡が遅くなったり、患者からの問い合わせにも電話が通じず、保健所との連絡が取れないというようなことが多くなっていた。在宅患者さんの不安を少しでも軽減するため、患者さんからの問い合わせがあった時はきちんと支援を行うよう県医師会から医療機関に対しお願いしていた。

しかし、保健所がその役割を完全にしなくなった場合、その補完をすべて個々の発熱診療等医療機関が行うことは不可能である。

この問題に対しては神奈川県感染症対策協議会で医療機関への負担軽減のための施策についての検討を行った。その結果9月21日に県は「発生届の全数届け出の見直し」への対応に関する手引きを発出し、病院および発熱診療等医療機関に周知するとともに、自主療養届け出制度を廃止して、9月26日から「陽性者登録窓口」を開設した。感染陽性者が自ら「陽性者登録窓口」に登録することにより、患者情報を県が把握することができ、保健所に代わり患者さんが直接県行政からの支援を受けられる体制を構築したのである。

第7波は9月に入り患者の減少が見られ、終息に向かったが、患者がなくなることはなく、毎日2000人前後の患者発生は見られていた。年末年始には第7波を凌ぐ第8波の襲来が予想された。

第7波の感染爆発の中で最も重大であった問題は高齢者への対応であった。オミクロン株に変わって重症化率は低下したとはいうものの高齢者にとってはコロナ感染による影響は深刻であった。肺炎にならないまでも発熱によって動けなくなったり、意識レベルが落ちてきたりすることはよく見られることである。

在宅での介護には家族に大きな負担がかかった。高齢者施設でも同様で、入院ができない患者は自分の施設で診なければならないが、介護の負担は増大し、他の入居者、従業員へのクラスターも多発し、その運営に困難を極めた。

入院できた高齢患者の場合も同様である。高齢者はコロナから回復してもすぐ自宅や施設に戻れるわけではない。回復までに時間が必要であり、退院できなければコロナ病床はさらにひっ迫する。

すでに〝出口部分〟の後方支援のシステムは出来上がり稼働していたが、この感染拡大を前にしては十分とは言えなかった。

県はこうした患者の受け皿として相模原市にあるさがみ緑風園内に「高齢者コ

ロナ短期入所施設」を設置した。この施設に医師は常駐しておらず入所者の病態が悪化した場合はその対応は近隣の在宅診療の医師や病院に依頼せざるを得ない。しかし事前に県からは地域の医療関係者には何の説明もなかったという。

緊急の設置で急いでいたとはいえ、施設の運営方針をまとめる際にしておかなければならなかったことである。このようなことで郡市医師会との信頼関係を崩してはならないと県にはあらためて相模原市医師会への説明の場を設けるよう依頼したものである。

XIV

2022年冬コロナとインフルエンザの同時流行は起こるのか？

COVID-19とインフルエンザの同時流行を想定し、医療崩壊を防ぐ手段として神奈川県医師会は2022年12月18日より「かながわコロナオンライン診療センター」を開設した

コロナ禍の始まった2020年の冬以降は不思議とインフルエンザの流行は見られなかった。冬季には十分な準備をして臨んだのであるが、コロナの流行はあったもののインフルエンザの流行はなく、ラッキーな肩透かしを食っていた。

しかし2022年の夏にはシドニーでインフルエンザの流行が見られていたことから2023年の冬にはインフルエンザの流行が見られるであろうとの予測が強かった。これと第7波を上回る第8波のコロナの流行が重なったら、今度こそ医療崩壊が起こるかもしれない。国も危機感を強く持ち、都道府県に向けてこの冬の発熱診療体制の確保に

向けて十分な対策を取るよう指示していた。

コロナとインフルエンザの同時流行が起こった場合、厚労省の試算では神奈川県では最大1日あたり5万5千人の発熱患者が発生すると予想された。これはインフルエンザの流行が最大であった年の患者数を想定したものなので、神奈川県ではインフルエンザが例年並みの流行であった場合を想定した予想患者数を試算したが、それでも1日3万5千人の発熱患者が発生するという予想であった。

1日3万5千人もの発熱患者を現状の発熱等医療機関、休日・夜間急病診療所だけで診るには限界がある。

最大患者数が1万9818人であった第7波での対応ですら県内約2000の発熱等医療機関、休日・夜間急病診療所では対応し切れない状況が生じていた。

対策の第一は発熱診療等医療機関の増強であったが、すでに協力できる医療機関にはすべて診療を依頼してきており、神奈川県では第8波に向けてこれ以上の発熱診療等医療機関を増やすことは不可能であった。

国は次の手段としてオンライン診療を活用することで問題を解決しようと考えており、県も同様にコロナに対応したオンライン診療を行う医療機関の増加を対策の目玉として県医師会に提案してきた。

県はオンライン診療普及のために、コロナ診療を行うことを目的に新たにオンライン診療を導入しようという医療機関には最大30万円の補助金を出すことを決めていた。非常に力強い支援ではあったが、そもそも発熱診療等医療機関以外の医療機関からどの程度の手挙げがあるか疑問であった。コロナの治療をしていない内科系の医療機関に参加してもらうとしても、すでにほとんどの内科系医療機関は発熱診療等医療機関としてすでにコロナ診療にあたっており、参加していない診療所の数は少ない。またコロナの診療も、オンライン診療の経験もない医療機関が参加するのはハードルが高く、多くの参加は望めないため、県の提案する補助金制度だけでこの冬のコロナ・インフルエンザの同時流行を乗り切れるとは到底思えなかった。

県医師会では2022年10月4日に「新型コロナウイルス感染症に対する今後の対応について」を策定していたが、これを実現するため、菊岡正和会長、池上秀明副会長、恵比須享副会長、筆者、渡辺雄幸理事（医療保険担当）、笹生正人理事（公衆衛生担当）、石井貴士理事（医療保険担当）、小松幹一郎理事（地域医療担当）、川田剛裕理事（情報システム担当）の9名で検討を行い、県内にオンライン診療所を県の主体で設置し、コロナ診療のオンライン診療を行い、感染拡大時にはこの施設をハブとして、複数のオンライン診療所を接続し、感染爆発時に対応するシステムの構築を企画した。

図12　全県型コロナオンライン（OL）診療体制案（声明文より）

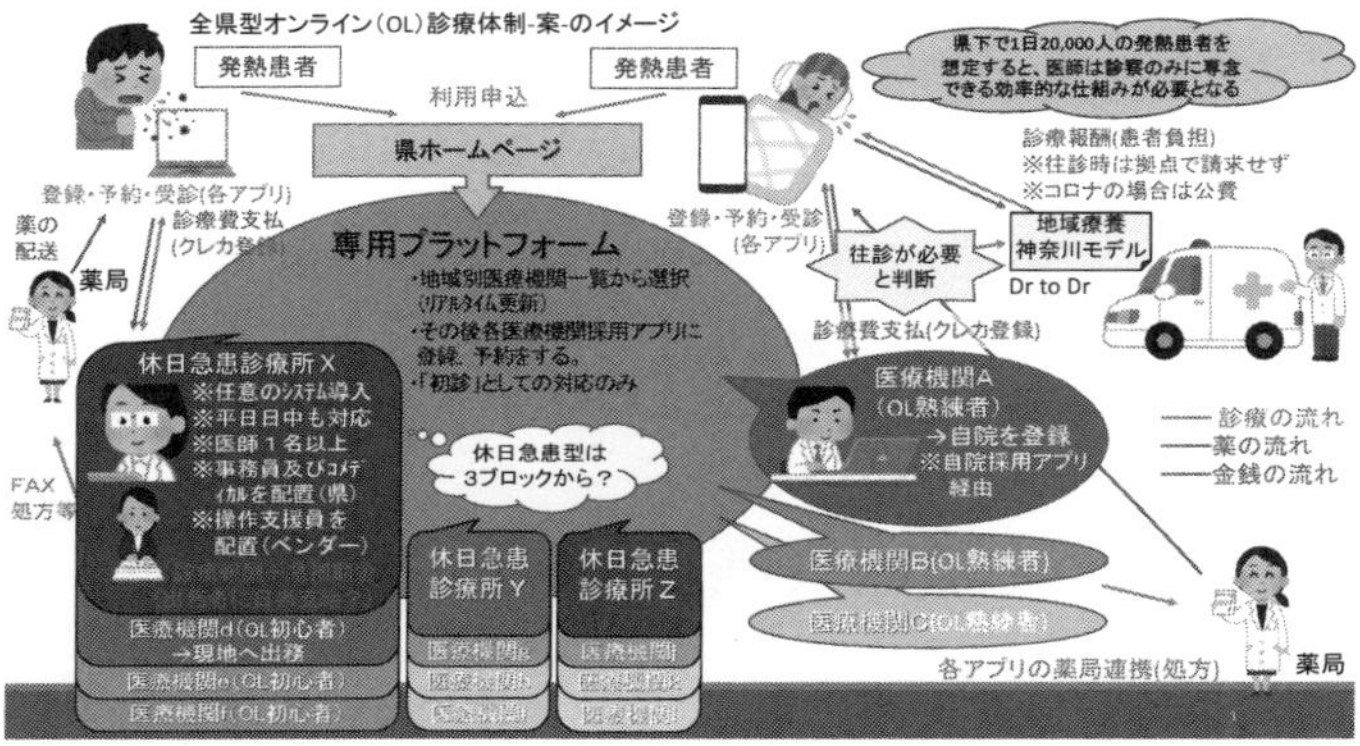

全県型オンライン（OL）診療体制-案-

項目	概要
取りまとめの主体	県
システム概要	県HPを窓口とした専用プラットフォームを作成し、各OL診療医療機関（各ベンダーのシステム）を紐付ける。※ワンストップ対応とする
患者の利用方法	県HPにて患者が利用申込のうえ医療機関を選択し、各医療機関が導入しているアプリに登録手続きを行い（クレジットカード情報を含む）、その後受診日時を予約して当日アクセスする。
医師の出務方法	・既にOL診療を行っている医療機関は、自院を専用PFに登録の上、自院から出務。 ・OL診療を行っていない医療機関は、休日急患診療所等の拠点へ実際に出務。
提携薬局との連携	・各医療機関の導入アプリを利用する。 ・薬剤師会と協力し提携薬局を確保する（処方箋はFAXで送り、自宅配達も対応する）。
往診対応	実際に診察が必要な患者への対応のため各地域で往診体制を構築する（神奈川モデルの活用等）
県民周知	県及び県医師会の各種広報を利用。県民が抗原検査キット入手する際にリーフレットを配布する。 ※「初診」としての対応のみであることを周知する。
各種事務作業	自院登録型は各医療機関で行う。休日急患診療所型は県が事務員を派遣する。
費用関係	患者は診療費をクレジットカード決済で支払い（アプリ経由）、各医療機関は個々に保険請求する（コロナは公費）。休日急患診療所型での出務者報酬はそれぞれ検討する（県補助金あり）。
オンライン診療へのサポート	各ベンダーのサポートを利用する他、休日急患診療所型にはベンダーがインストラクターを設置し対応する。
備　考	休日急患診療所型は、3か所程度/1日数名程度からスタートし、感染爆発期に向けて拡大を図る。

出典元：神奈川県医師会「新型コロナウイルス感染症における神奈川県医師会の歩み」（令和6年3月）

第7波で顕在化した外来の課題

◎ 国民に行動制限を求めない国の方針の大転換もあり、発熱患者は爆発的に増加した

① 「一つでも多くの医療機関が、一人でも多くの発熱患者に対応する」という方針では対応できないレベルの発熱患者が発生した

【県内における1日あたりの新規陽性患者の最大数：19,818人（7月27日）】

② 医療従事者が感染したり、濃厚接触となったことで、多くの医療機関において通常診療の継続が困難となった

【県内におけるクラスターとなった医療機関の最大件数：69件/日（8月17日）】

③ 発熱診療等医療機関に患者が殺到したことから、受診困難な事例が発生した

【8月2日 日本感染症学会などの4学会の連名にて、医療機関への受診を控えるよう国民へ要請する異常事態に】

現状のオンライン診療における課題

① コロナ禍における時限的特例措置として電話や情報通信機器を用いた診療における要件が大幅に緩和された。感染爆発期においてオンライン診療が地域医療の維持・継続に一定の役割を果たしたことは国民ならず医療関係者からも評価されている。

② 一方ではコロナ禍を奇貨として、医療の質・安全性の担保がない利便性のみを追求したオンライン診療の促進を図る動きが、医療関係者が不在の場で進められており、注意を要する。

③ 将来的には、外来通院、入院、在宅（施設）医療に続く、第4の診療形態として国民からも望まれるであろうオンライン診療を適切な方向に育てていくためには「現場の医師からの声」が必要

⇒ 様々な課題に対応していくためにも、医療機関がオンライン診療を活用するための土壌づくりが必要

次の波に向けて

～個々の限界と集団としての可能性、
安全かつ効率的な医療提供体制の構築～

発熱診療等医療機関を一つでも増やす方針は
もう限界であり、かつ非効率である。

↓

「かかりつけ医がいない」・「重症化リスクが低い」・「一見さん」の
発熱患者にどのように対応するべきか？

↓

感染爆発期は効率的な医療提供体制を構築し、医療団体としての医師会が、オンライン診療を活用して地域を面で支えていく。

神奈川県医師会としての方針①

『医療提供体制を崩壊させないため、会員医療機関を
新型コロナウイルスの感染から守る。』

具体策Ⅰ　→　感染防止対策の再確認

- 講習会の実施　※令和4年11月25日（金）18:30～ZOOMにて開催予定
- 動画コンテンツ等の紹介　等

具体策Ⅱ　→　接触を回避できるオンライン診療の活用

- オンライン診療を実施している医療機関の事例紹介
- 新規参入を検討する医療機関への導入支援　等

神奈川県医師会としての方針②

『面（広域）としての医療体制を構築する』

具体策Ⅲ　→　休日急患診療所・地域療養の神奈川モデルへの
バックアップ

具体策Ⅳ　→　県行政とタイアップした
「全県型オンラインコロナ診療モデル（仮称）」の
構築

なぜ行政が関わるのか？　なぜオンライン診療体制なのか？

① 感染爆発期における時限的な対応とし、平時に不要な体制は行政でなければ構築困難。

② 非接触であるオンライン診療は、会員の先生方を新型コロナウイルス感染症から守る。

③ コロナ対応としてなし崩し的に要件緩和されているオンライン診療において、地域医療の根幹を担っている医師会が主体的に関わり、さらに行政と共働することにより、地域医療における利活用の適正化につながる。

④ 多くの会員医師が参加することにより、個々の医療機関の発熱診療対応の負担が減る。

⑤ 診療以外のことを集約して一元管理することにより、各医療機関が忙殺された電話対応、クレーム処理、本人確認、レセプト請求などの負担を軽減でき、参加医師は診療に専念できる。

⑥ 第4の診療形態ともいわれるオンライン診療ではあるが経験者が少ないのが現状であり、ベンダーサポートによる専用システムを活用したオンライン診療を経験することで、今後の日常診療における選択肢の一つとして考慮する機会になりうる。

これを受けて笹生、石井、小松、川田、それに筆者の5名の役員および県医師会事務局長直轄で、健康医療課、地域医療課、保険・医療学術課、広報・情報システム推進課、新型コロナ対策担当の事務職員を選抜したプロジェクトチームを結成し、県からは神奈川県健康医療局の足立原崇局長をはじめとした県担当者を交えての検討会を重ねていった。

当初我々は県がオンラインを行う診療所を開設し、これに医師会が医療スタッフを派遣することによって協力するという形態を考えていた。しかしながら県でオンライン診療所を開設するのは困難であり、医師会で開設してほしいとの回答であった。我々は郡市医師会の休日夜間急患診療所を利用してオンライン診療を行う代案を出したが、こちらは管理者の問題で壁につきあたった。

休日夜間急患診療所の院長（管理者）は郡市の医師会長がかねているのは通常である。会長は同時に自身の開設する医療機関の院長でもあるが、休日夜間急患診療所は夜と休日の開設で、会長の医療機関の診療時間はおおむね平日の昼間であるため診療時間は重ならず、問題はなかったのである。しかし、休日夜間急患診療所にてオンライン診療を昼間に行おうとすると診療時間が重なってしまう。診療所の開設者（院長）は併設する診療所と診療時間が重複することは規則上許されていない。実際に会長が診療しているわけではないのだが、建前上の規則は守らなければならない。これが「2か所管理」の問題であった。

他の管理者を探してみたが、他の医師会員も同じ事情を抱えており、代わりの管理者を探すのは困難であった。

緊急時の対応として、コロナ診療に限りこの規制を撤廃してもらうよう、県医師会としては日本医師会を通じて厚労省に、県は独自に厚労省への働きかけを行った。その結果12月8日に厚労省から「2か所管理」に関する特例措置の通知が発出され、この問題はクリアされた。

また、診療を行うにあたっては医師、事務員の手配が必要であったが、医師は県医師会が手配し、事務員は県が配備してくれるということになり、人件費で意見の相違はあったが、結果的にお互いが納得できる同意が得られた。

もう一つの大きな問題点は対象患者への配薬をどのようにして的確かつ迅速に行うことができるか、ということであった。11月8日に県医師会と県薬剤師会による意見交換会を実施し、県薬剤師会の協力を取り付けることができた。県薬剤師会からは協力してくれる薬局のリストの提供を受けることができたが、しかし昼間の時間帯はともかく、夜間や、休日に対応してくれる薬局を探すのは非常に困難であった。オンライン診療では全県内の患者さんに対応する。遠隔であっても診療には支障はないが、いざ薬を手配する段階になると対応してくれる薬局を探すのに非常な手間がかかる。

オンライン診療ではオンライン対応薬局と提携し、宅配便で処方薬を送ってもらうのが一般的な方法であるが、治療を急ぐ救急患者に対してはこの方法では薬が届くまでに時間がかかりすぎる。コロナオンライン診療では、患者さんに素早く薬が渡るように、患者さんの近くの薬局を探し、患者さんの家族にその薬局に出向いてもらうか、それができない場合は薬局に患者さん宅まで届けてもらうことを依頼しなくてはならない。

救急患者さんに患者さんの住居に近く、迅速に対応する薬局を探すためのツールが必要であった。県薬剤師会に協力いただき、県からもリストの提供をしてもらい、十分な準備を行い開設したのであったが、いざ開始すると、オンライン診療の時間帯には営業していない薬局が多く、薬局探しが一番時間と手間のかかることであった。

こうして出来上がったのが全県型オンライン診療体制である。「かながわコロナオンライン診療センター」というのが正式の名称であったが、頭文字を取って「K-COC」

図13　全県型コロナオンライン診療体制モデルイメージ

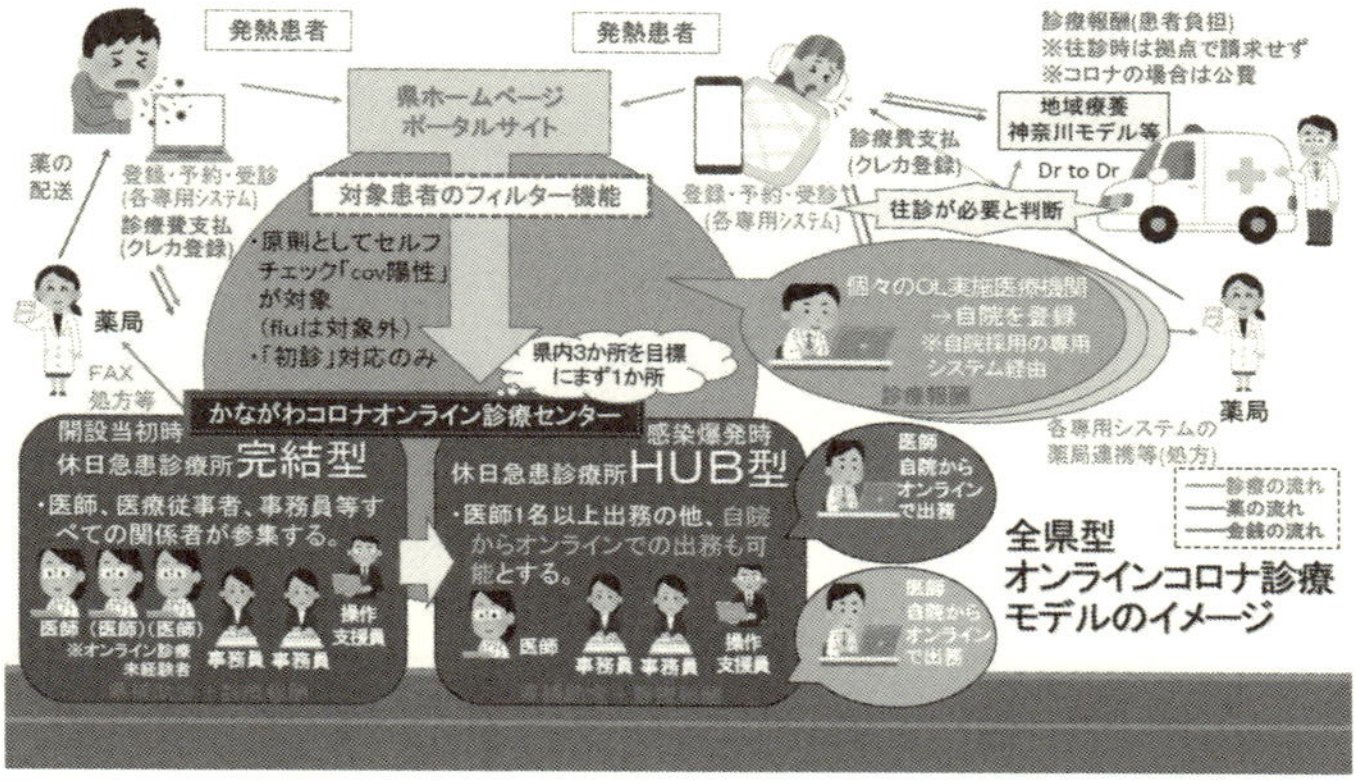

出典元：神奈川県医師会「新型コロナウイルス感染症における神奈川県医師会の歩み」（令和6年3月）

の略称を使うこととした。

神奈川県医師会会員への周知としては11月21日神奈川県主催の「COVID−19臨床懇談会（オンライン指南塾）」で石井貴士理事による講演をいただき、また11月25日には県医師会として「新型コロナウイルス感染症に関する講演会」を開催し、筆者よりK-COCに関する説明を行った。

K-COCは着実に開設され、最初に手挙げをいただいた川崎市医師会のK-COC川崎が12月18日より、藤沢市医師会のK-COC藤沢が1月18日より、相模原市医師会のK-COC相模原が1月19日より、横浜市医師会のK-COC

図14　第8波の発生状況

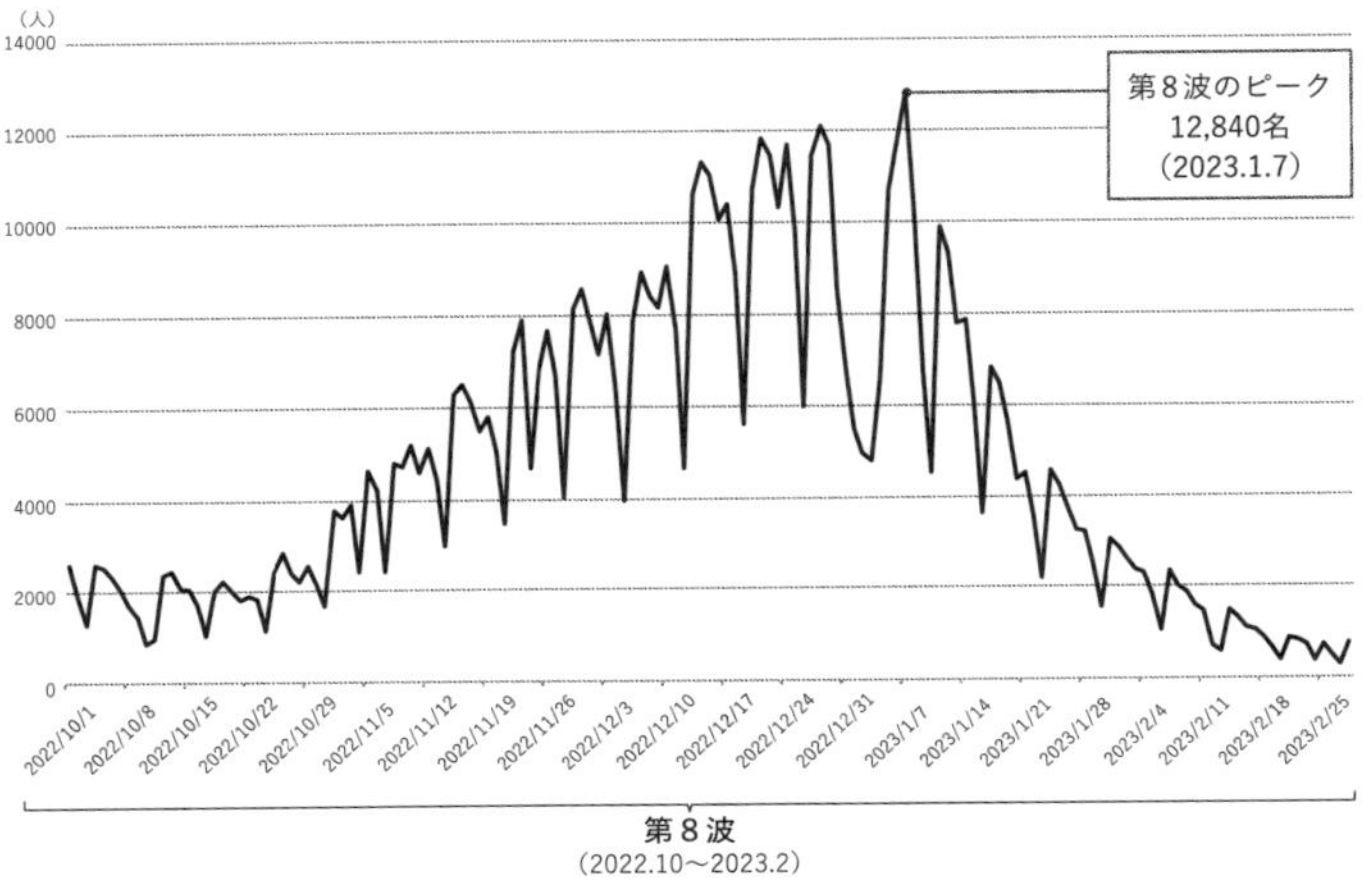

作成元：神奈川県医師会　健康医療課

横浜が1月28日よりオンライン診療を開始した。

最初はK-COC川崎が土曜日、K-COC藤沢が水曜日、K-COC相模原が木曜日、K-COC横浜が日曜日を分担して診療を開始し、必要に応じて開設日を増やしていくこととした。

オンライン診療の医師は県内すべての医師会に依頼し、オンライン資格のある医師のK-COCへの派遣をお願いした。しかし拠点でのオンライン診療は診察できる患者数は限られており、四つの拠点での診療だけでは感染拡大時の対応としては不十分である。感染拡大時にはこの拠点をキーステーションとして、オンラインに参加していただける医師を募り、それぞれの診療所をハブ局としてオンライン診療に参加していただくというのがこのシステムの最終的な目標である。参加した医師は自分の診療所でオンライン診療を行い、処方箋を拠点に送る。拠点では受け取った処方箋を対応薬局に送り配薬を依頼するというシステムである。流行の規模により参加医師を増やすことにより、かなりの数の患者さんを診ることが可能になる。薬を手配する拠点の負担は大きくなるが、こちらも非常時には人員を拡大して対応することとした。

しかしながらこの年もインフルエンザの流行はなかった。

一方コロナ感染は11月から上昇を始め、第8波は2023年1月6日にピークを迎えたが、1日の新規感染者が1万2840人と第7波より7千人余り少なく、従来の体制で十分乗り切ることができた。

COLUMN

K-COCは2023年3月31日をもって終了したが、開設日を増加させる必要はなく、開設日数は総計56日、出務医師は延べ96名で、受診患者の合計人数は205名であった。

K‐COCの目的とするところは、1日3万5千人のコロナ、インフルエンザによる発熱患者が発生した時、医療難民の発生を防ぐためのものである。2千の発熱等医療機関が、急病診療所等が頑張っても見切れない患者さんをオンライン診療で救おうというものである。

県内4か所に設けられたオンライン診療センターで診られる患者数には限りがあり、感染爆発時の役には立たない。いざという時威力を発揮するのは外からオンラインで参加していただく医療機関の先生方である。医師一人で、診療所からでも自宅からでも参加できる。時間外で1時間、3000人の先生にご参加いただけたら、1時間で4人診察していただければ、1日およそ1万2千人の診察ができる計算である。

発熱診療等医療機関に時間外の診療をお願いするという方法も考えられたが、この場合フル回転している医療機関にさらなる負担をかけることとなる。全従業員に負担がかかるわけであり、医師の独断でそれを遂行することは難しいだろう。

K-COCのシステムを使えば、参加した医師が一人でオンラインによる診察を行い、処方箋を打ちこみ、オンライン診療センターに送るという仕事をするだけで済む。医師の業務負担も少ないし、自院のスタッフにかかる負担はない。

これを受けて後処理（処方箋の発行と薬剤配送の手配、診療報酬の請求業務等）はオンライン診療センターが行う。感染爆発時には診察よりも、診察後の事務処理がオンライン診療センターの主な業務となる。

感染爆発時には短期間に参加人員を集め、ネットのシステムを構築し、有効に機能させることが必要となる。我々にかかる責任は重大なものであったが、K-COCがその力を発揮する機会がなかったというのはうれしい誤算であった。

しかし県と協力して協議を重ね、お互いに譲歩を重ねあいながら粘り強く、神奈川県独自のK-COCのシステムを立ち上げたことは無駄ではなかった。来たる危機に備えて県行政と県医師会が強い連帯感と、信頼関係をもってこのシステムを作り上げたという事実は我々にとって得難い財産となった。

オンライン診療に深い造詣があった石井貴士理事は先頭に立ってこのプロジェクトの実現に尽力いただいた。地元川崎市医師会でのK-COC川崎の立ち上げをいち早く実現していただいた。また、忍耐強く、我々の主張に耳を傾け、その実現に尽力してくださった神奈川県健康医療局足立原崇局長はじめ職員の皆様にも深くお礼を申し上げる。

XV

コロナ禍からの脱出

2023年5月8日にCOVID-19が5類感染症に変更されてCOVID-19の診療形態は大きな変化を遂げた

オミクロン変異株に変わった第6波から、第7波、第8波と移っていくにつれCOVID-19の症状は明らかに軽くなってきていた。当院の発熱外来で診ている患者さんで重症化する例は全く見られなかったし、中等症以上で入院の手配を必要とすることもなかった。発熱、上気道炎症状いずれも軽くなってきており、感染流行初期のCOVID-19とは明らかに様相を異にしてきていた。

この変化はオミクロン株の特性が主たる原因であるが、すでに感染した人が多くなってきたこと、予防接種が行き渡ったこと、この二つによって抗体を持った人が増えてきたことも関係しているであろう。

厚労省では新型コロナを2類相当からインフルエンザ並みの5類に変更しようという、出口戦略の検討が始まっていた。

我々もその方向性に全く異存はなかったが、急激な変化は医療現場の混乱を招くものであるので、できるだけ緩やかな移行を希望していた。

COVID-19の流行は続いており、死亡者がゼロになったわけではない。医療機関では引き続きコロナ患者を一般患者と分離して診療していく必要がある。受診制限は5類移行後もしばらくは続けなくてはならないであろう。医療機関でのマスク着用は依然として守られなければならない。これらを強制する法的根拠がなくなってからは、強制に反発する患者さんと、協力をお願いする医療機関の間でトラブルが起こることが心配された。

我々は5類移行後も緩やかな経過措置を継続し、感染予防の必要性を患者さんに周知し、協力を仰げるよう、広報を行うことを日本医師会と県に要望した。

神奈川県医師会は「新型コロナウイルス感染症における感染症法上の分類変更を想定した本会としての考え方」と題する資料を2023年1月26日に作成し会員に周知を

行った。

また県と協力し、2月22日には県、県医師会、県病院協会の3者にて作成した「医療機関掲示用のポスター」を配布した。また、3月2日には「マスク着用の考え方に関する県民向け動画」が作成され、県のホームページで公開された。また3月29日には「新型コロナウイルス感染症の類型変更に係る神奈川県の対応」を公表し、種々の会議を通じて関連医療機関への周知が行われた。

このような中で2023年4月28日に「感染症の予防および感染症の患者に対する医療に関する法律施行規則の一部を改正する省令」は公布された。これにより2023年5月8日をもって新型コロナウイルス感染症は5類感染症への位置付け変更がなされることとなった。コロナ関連の特例措置も廃止されることとなるが、急激な変化を避けるため、一部の特例措置は7月末まで存続されることも決まった。

まずまず我々の希望する対策がなされたため、幸い5月の運用変更後から現在に至るまで医療現場でのトラブルの報告は届いていない。

国への報告義務も撤廃され、国内のコロナの患者発生数の把握はできなくなったがインフルエンザ等の5類感染症の流行を把握するためこれまでも行われていた「定点医療機関からの報告」をCOVID–19にも適用することによりコロナ流行を把握することとなった。

２０２４年の冬もCOVID–19の流行拡大が見られ、４年ぶりにインフルエンザの例年並みの流行が見られた。発熱外来は混雑したが、全数把握はされていないため、過激なマスコミの報道もなく医療機関も平穏に診療に従事することができた。

COLUMN

当院の発熱外来でもコロナ患者さんの大半は軽い感冒症状を有するのみで発熱を伴わない方が半数近かった。症状はインフルエンザＢ型よりさらに軽く、５類どころか「普通の風邪」に落とし込んでもいいのではないかと思われる状況である。

COVID–19の流行は終わったわけではなく、今後現れるであろう変異種により新たな脅威に見舞われる可能性がないわけではないが、現状のところコロナ禍はほぼ終焉したといっていい状況にあると考える。

XVI

COVID-19に対する診断・治療の変遷

2類感染症対策の基本方針

COVID-19は未知のコロナウイルスによる感染症で、流行初期にはその治療方法についても全くわかっておらず、手探りの治療が続いた。

ただ2類感染症としての治療方針は法律でしっかりと定められている。その治療方針は感染初期と流行期、蔓延期の三つに分けられ、それぞれの時期によって対応方針は異なる。

ⅰ感染初期

感染初期の基本方針は隔離による感染封じ込めである。感染者を速やかに発見し、これを感染症病床で入院治療を行うとともに、隔離により感染の拡散を防ごうというものである。

外国からの流入ウイルスであるCOVID-19では検疫所での水際対策が重要である。武漢からの旅行者、帰国者の検疫の強化と追跡調査は厳しく行われた。武漢滞在の日本人の集団帰国を行った際はホテルに隔離し、検疫を行い、非感染者にも2週間の隔離期間を経て帰宅を許可した。ダイヤモンド・プリンセス号の乗客に関しては船内隔離のもとで、検疫を行い、感染者は入院治療、濃厚接触者の経過観察も含め、十分な期間を取って帰宅を許可した。

ⅱ流行期

流行期は患者が増加し、隔離による感染の封じ込めは困難となる。同時に軽症者も含めた患者全員に入院病床を用意することも困難となる。

感染者病棟を確保するとともに、感染の拡大を極力少なくするという目的で、以下のごとく方針の変更を行った。

軽症者の入院は行わず、自宅ないし宿泊療養とし、一定の隔離期間を指示する。入院治療の対象は中等症以上のものとし、必要に応じ酸素投与を行い、重症化に備え観察を厳重にする、というものである。

厚労省は2020年年3月1日に在宅療養に対する指針「地域で新型コロナウイルス感染症の患者が増加した場合の各対策（サーベイランス、感染拡大防止策、医療提供体制）の移行について」を発出し、自宅療養の対象者を以下のものと規定した。

PCR検査が陽性で、感染防止にかかる留意点が順守できるもののうち、原則、高齢者等（以下の注①から④）に該当せず、帰国者・接触者外来又は入院中の医療機関の医師が症状（＊）や病床の状況等を踏まえ入院が必要な状態ではないと判断したもの。

＊発熱、呼吸器症状、呼吸数、胸部レントゲン、酸素飽和度SpO2等
①高齢者、②基礎疾患のある者、③免疫抑制状態にある者、④妊娠している者

iii 蔓延期

その後の感染の拡大によって、患者はさらに増え、中等症でも在宅で何とか治療し、

重症に移行しそうな場合に入院治療をするという風に方針転換されていった。在宅での療養が困難な者は県が用意した宿泊施設に入所する。施設に入所中の者は可能な限りその施設で療養してもらう。施設で見られない場合のために県は入所者の療養する施設を県内に1か所開設した。

県は自宅療養者のために、地域療養の神奈川モデルを作り、郡市医師会と契約し、自宅療養者の健康管理と、重症化予防、入院の必要性の判定をしてもらうこととし、在宅患者の不安を軽減すると同時に在宅死の防止に努めたのである。

酸素吸入を必要とする重症者も酸素を投与して在宅で診る場合が出てくるようになり、我々は県と協議し、重症化予防に有効であるとされている早期のステロイド投与の適応を定めて在宅療養の患者にも投与できるようにした。

同じようにコロナ患者から採取した抗体を点滴静注する「中和抗体療法」も導入され、高齢者等に外来で投与されることとなった。

それでも入院が必要であるが、その日のうちに入院できない患者が出ることがあった。これに対し県は時間を限って「かながわ緊急酸素投与センター」を開設し、入院先が決まるまでのつなぎとして利用することとした。同日に入院する人はわずかで、多くは1

日、さらに2日滞在し、ようやく入院するという状況まで生じた。センターで働く医師は会員の協力を得て県医師会が派遣した。

「かながわ緊急酸素投与センター」では酸素投与は行うものの、あくまでも入院までの一時的な宿泊施設という位置付けで、医師、看護師は常駐するもののそれ以上の医療行為はできないこととなっていた。幸いにセンターでの死亡例はなかったが、酸素濃縮器を2台使ってもSpO2が下がり続ける方もおり、まさに薄氷を渡る思いであった。

COVID-19の診断

「新型コロナウイルス感染症（COVID-19）診療の手引き」が２０２０年3月17日に厚労省より発表された。３月４日時点の日本でのCOVID-19発生患者数は２５７例に過ぎず、十分な分析をする数的、時間的余裕のない中での発刊であったため、中国でのデータ、諸外国でのデータの分析が主体で、最初はわずか20ページの小冊子であった。

その後流行の拡大とともにその詳細が明らかになってくるにつれて、次々と改訂版が発刊されていった。

症状だけでコロナの診断をすることは困難であり、コロナの確定診断にはＰＣＲ検査が主体であった。ＰＣＲ検査はCOVID–19に特異的なＲＮＡ遺伝配列を増幅し、これを検出する検査法で、最も確実な検査法であるが、検査時間が長く、熟練した技術が必要とされ、コストも高くつく。時間も早く簡便な機器でできるＬＡＭＰ、ＴＭＡといった等温核酸増幅法も用いられるようになっていった。

ＰＣＲ検査は前述したごとく、早くも２０２０年1月14日から国立感染症研究所で始まり、すぐに全国の保健所の検査場でも行われることとなったが、施設数は限られており、実施できる検査数には制限があった。

その後3月6日からはCOVID–19に対するＰＣＲ検査が保険適応とされたため医療機関、民間検査施設でＰＣＲ検査を行うことが可能となり、検査数の飛躍的拡大をみることとなった。

その後新型コロナウイルスの抗原検査キットが開発され、ＰＣＲ検査より精度は落ちるものの、簡便で誰でも検査ができるということで普及していった。

重症度の判定には丁寧な問診と、理学的所見、胸部レントゲン検査、胸部ＣＴ検査等が重要であるが、その決定はパルスオキシメーターによる判定が重視された。ただパルスオキシメーターによる入院基準の判定は感染初期には96％を切る症例が中等症として入院勧告の対象となったが、患者の増加とともに見直されていった。

コロナに対する治療の変遷

コロナの治療は外来での治療と入院での治療の二つに分けられる。感染が始まった初期には全員が入院となったが、蔓延期に入ると軽症者は自宅療養で外来治療を受け、中等症以上が入院治療の対象となった。入院は酸素吸入が必要となったものが対象で、呼吸状態によって人工呼吸器の装着が行われ、それでも回復しない場合はＥＣＭＯによる体外循環を用いた酸素の供給を行い、呼吸器を休める治療に移ることとなる。併せて様々な薬物療法が試みられたが、その詳細はここでは省略する。

我々が担ったのは外来治療であったので、この稿では外来治療に焦点を当てて述べていきたいと思う。

外来治療は初期には軽症者のみで、コロナに特化した治療は行わず、風邪に準じた対症療法で経過を見るという方針であった。問診を行い、身体所見の診察を終えたのち、酸素飽和度測定と、ＰＣＲ検査、ないし抗原検査を行い、コロナと診断された場合はその重症度の判定を行う。軽症者と判定された場合は、その症状に応じて、鎮咳剤、去痰剤、解熱剤、うがい薬等の薬剤を選択し処方する。

重要なのはその後の経過観察であり、重症化の兆候を見逃さず、中等症以上に進行した患者を見つけ出し、入院につなげることが必要であった。この場合は自覚症状の悪化と同時に酸素飽和度の悪化が重要な指標であり、県ではパルスオキシメーターを貸し出して在宅でのモニターを可能にした。

流行期には中等症でもなかなか入院できない場合が増えてきたため、在宅での酸素投与を行いつつ外来治療を継続する場合も増えてきた。この治療を進めるためには往診が必要であり、こまめな患者さんとの連絡も必要である。この診療を診療所の個々の医師によって行うのは困難であるため、訪問看護師と在宅診療医がチームを組み個々の負担をできる限り軽減して、診療の継続を図る必要があった。このために生まれたのが「地域療養の神奈川モデル」である。県の主導で在宅医療の医師をまとめる地区の医師会と訪問看護のグループが契約を結び、必要に応じ訪問看護師と在宅診療医を派遣する。電話連絡、オンライン診療、訪問を組み合わせた診療で個々のスタッフの負担を軽くするとともに、日々担当者を交代することによって、一個人に負担が集中することを防ぐのが目的であった。

早期のステロイド治療は重症化を予防するのに有効であることが知られていたが、投与は入院して行うこととされていた。しかし中等症の患者を在宅で診なくてはならない状況が増えてくるにつれて、ステロイド治療を外来でも行うべきではないかとの要望が出てきた。そこで県医師会では県・県病院協会と協議して、対象症例を限定して外来でステロイド治療を行う治療指針（早期薬剤処方の指針）を作成した。

ステロイドに続いて重症化予防に有効な薬剤として導入されたのがコロナの中和抗体療法である。コロナに対する抗体を点滴静注する治療法であるが、これも入院前に行う必要があった。ただ薬剤投与に伴うアナフィラキシーを心配して入院、ないし入院に準じた施設で行うこととされた。また薬剤供給が十分ではないので、重症化の頻度の高い基礎疾患を有する者と高齢者に適応が限られたが、これも外来治療の可能性を広げる大きな力となった。

抗ウイルス薬についても初期からいくつかの既存の薬剤が有効であったとの報告が見られ、有効性を検討するための治験が行われたが、残念ながら有効性を証明できた薬剤はなかった。

その後有効な経口抗ウイルス薬の研究開発が進み、２０２１年12月24日に国内初の抗コロナウイルス薬としてモルヌピラビル（販売名：ラゲブリオ®）が特例承認された。次いで2022年2月10日にニルマトレルビル／リトナビル（販売名：パキロビッドパック®）も特例承認され、その後同年11月22日エンシトレルビルフマル酸錠（販売名：ゾコーバ錠®）が緊急承認された。

これら薬剤は1錠7～8万円もする高価な薬剤であり、重症化の危険性の高い基礎疾患を持つ者および高齢者に投与は限定されたが、コロナの医療費は公費によって賄われたため、外来での投与が広く行われるようになった。

このように外来での治療法の進歩、ワクチンの普及と、重症例の少ないオミクロン株の流行、これらが相俟って、軽症のコロナ患者が増えたため、コロナ全体に対する外来治療の比重はどんどん増加していったのである。

COLUMN

ここに書いた事柄はすでに述べられていることが多いが、本書は起こった事例を時系列に沿って記述しているためコロナの医学的記載に関しては断片的なものになりがちで、我々の行ったことの医学的な趣旨は読者には理解し難い所があろうかと思う。

この稿は重複を恐れず、２類感染症対策の基本方針、COVID-19の診断、COVID-19の治療について、まとめて記載したものである。

XVII

公衆衛生委員会

コロナと戦った戦士たち

コロナと直接対峙し戦うのは郡市医師会の役員の先生と会員の先生方であり、県医師会の役割は国、県、日本医師会からの情報を郡市医師会に速やかに、もれなく伝達することである。そしてその情報をわかりやすく具体的に説明することが必要である。また郡市医師会での問題点、要望を吸い上げて、県、日本医師会、国にその対策を求めることもあった。

一方で、国、県からのコロナ対策のための事業を依頼された場合はその事業を実現可能な形にするために県と協議を重ねることも県医師会の仕事であるが、その途中経過も含め委員会で報告し、意見を聞くことも重要な役割であった。

公衆衛生に関する諸問題について県医師会と郡市医師会をつなぐ重要な役割を果たしているのが県医師会に設けられた公衆衛生委員会である。

委員は18の郡市医師会の公衆衛生担当理事および内科・小児科・産婦人科の専門の先生と学識経験をお持ちの先生であり、各地域において公衆衛生事業の中心となって働いている先生方である。それに県医師会の担当役員を交えて開かれる公衆衛生委員会では2020年のコロナ発生以来その議題の9割近くはコロナの問題が占めることとなり、多くの委員会が休会になる中で公衆衛生委員会はむしろその回数を増やして召集され、活動した。

むろんWEB会議で行われたが、正副委員長、県の担当役員は県医師会災害医療救護本部に集まり議事を進めた。

2019年度から2020年度の委員長は横浜市医師会の山崎具基先生が、2021年度から2022年度までの委員長は横浜市医師会の渡邉豊彦先生が務めてくださった。県の公衆衛生委員会担当理事は笹生先生がコロナ期間中ずっと変わらず務めてくださった。

委員会では笹生理事が感染初期には国からの少ない情報を委員とそれにつながる会員にいかにわかりやすく説明するかに苦労しておられ、自らが委員を務める県の感染症対策協議会からの情報を詳しく解説してくれた。委員からの質疑に応え、その要望を県医師会の理事会に諮るのも笹生理事の仕事であったが、逆に理事会からの要望にも応えねばならず、国、県、県医師会役員、公衆衛生委員会委員の間で板挟みになる場面もたびたび見られた。できる限りの支援はしたつもりであるが、いつも矢面に立つのは笹生理事であり、今も大変申し訳ないことであったと思っている。

県の担当職員の方も交えての説明会になることも多かった。逆に委員の方々から自分の地区での診療活動の実態を教えていただくことも多く、乏しいPPE資材を使っての有効な感染防御の仕方、患者の動線を分ける工夫、部屋の消毒の仕方等々貴重な体験を聞くことができ、皆でその情報を共有し、コロナ診療に役立てることができた。

診療の実態、事業の進捗状況等についての度重なるアンケート調査にもご協力いただいた。

すでに述べてきたダイヤモンド・プリンセス号へのJMATの派遣、地域外来・検査センターの設置、発熱診療等医療機関の立ち上げ、ワクチン接種事業の遂行、地域医療の神奈川モデルの構築、かながわ緊急酸素投与センターへの協力、かながわコロナオンライン診療センターの設置と運営等々の事業はすべて公衆衛生委員会に諮られ、その運営方法について意見を交換してきた。郡市医師会の抱える事情はそれぞれ異なっており、国からの指示、県からの指導がそのまま実施できるわけではない。地域ごとにその制度を落とし込んで、それぞれの地域で実施できうる形態に整えていかなければならない。これらの主要な役割を果たしてくれたのが、公衆衛生委員会の委員の先生方だった。所属する医師会の理事会に諮り、地区の行政との折衝も行い、実現にこぎ付けてくれた。会長会で郡市医師会の会長に諮り、その同意を得ることは同時に行っているが、何と言っても実行部隊である本委員会の委員の先生方の役割は重要であり、深く感謝している。

特筆すべきは2020年7月5日に菊岡会長から諮問された「新型コロナウイルス感染症の次なる流行の波を想定した一般医療機関等における医療提供体制ならびに小児医療提供体制のあり方について」についての協議である。

第1波の感染拡大に際しては「帰国者・接触者外来」だけではすべてのコロナ患者を受け入れることは不可能となってきていた。一般の診療所にもコロナ患者は来院しており、外来でのコロナ診療は避けられないものとなっていた。

ＰＣＲ検査、抗原検査キットの保険適応が承認され、「地域外来・検査センター」でのコロナ検査が開始されており、これらを利用すれば一般診療所でのコロナ診断は可能となってきていたが、まだ一般診療所でのコロナ診療の公的なシステムは構築されておらず、その診察方法についても明確な指針は示されていなかった。

4月10日をピークとする第1波の感染拡大を受けて、県医師会では菊岡会長の指示のもとにすでに6月17日から「次なる流行へ対応するためのワーキンググループ」が設置され活動していたが、ここで策定された対策案をベースにして第1波への対応の振り返りと、それに基づいた次の波に対する対応方針について議論を重ねたのである。

ここでは公衆衛生委員会の答申の抜粋を引用しつつ、当時の生々しい実情を示したいと思う。

第1波の襲来とその収束から見えてきたこと

- この半年の間でCOVID-19に関して多くのことがわかってきており、その対処方法にも多くの改善が見られている。

- COVID-19の対応はまず入り口部分における診断、本体部分である入院治療、出口にあたる退院後のフォローアップに分けられる。
- 日本においてはまず本体部分の入院体制の構築が優先され、診断は後回しにされた。PCR検査を行政検査とし、当初は帰国者、接触者のうち発熱をしているものに限定して行われた。但し、感染が発覚すると発症者とその接触者には厳重な聞き取り調査と行政検査、いわゆるクラスター調査が行われた。その結果として、感染者が一般外来を受診していることがわかると、その医療機関にも調査が入り、一定期間の診療自粛の勧告をされる場合もあった。風評被害の影響を受ける医療機関も出て、COVID-19診療に距離を置く医療機関が増える一因ともなった。
- 重症者に対する入院治療は呼吸管理が主体であり、酸素吸入からレスピレーター管理、ECMOの導入まで行われ、長期入院となるものが多かった。様々な薬も試され、そのいくつかは有効性が確認されてきている。日本においてCOVID-19による死亡者が少ないことの理由はまだ解明されてはいないが、国民皆保険のもと日本の医療の優秀性は誇ってもいいと考える。混乱は見られたものの、第1波の流行では医療崩壊に陥ることなく、通常医療とコロナ治療の両立を図ることができた。その後はコロナの対応病床を縮小し、通常医療に振り分けている状況であり、患者の増加が見られている8月においてもその状態は続いている。

- 退院する者が出てくると、その受け皿を自宅ないし、協力医療機関とし、さらにホテルを借り上げての宿泊施設も設け、一定期間の保健所による経過観察が行われた。軽症者に関しては入院をさせず、宿泊施設あるいは自宅での経過観察のみとする方法が取られるようになった。これにより中等症以上の患者を診る重点医療機関の負担は軽減されることとなった。

- PCR検査は当初非常に限局されたものであった。発熱者は地域の帰国者・接触者相談センターに連絡し、指示を受けることとされた。帰国者・接触者外来への受診ができるのは37・5度以上の発熱があるもので、帰国者、接触者に限定され、多くの患者は一般外来への受診に誘導された。一般外来では当然PCR検査はできないため経過観察とするしかなく、受け皿のないまま、外来のはしごをする感染者も見られた。また帰国者・接触者相談センターへの電話がつながらないという状況や、発熱後も4日間は様子を見てそれから受診するようにとの指示も出され、意図的な受診抑制がかけられていた。

- その後ＰＣＲ検査の適応に〝医師が総合的に判断した結果、新型コロナウイルス感染症を疑う〟という一文が追加された。また医師会による地域外来・検査センターが作られ、さらに一般診療所でも条件を満たせば行政検査を行う施設として認定することとし、ＰＣＲ検査の対象を広げる体制が徐々に整えられてきた。
- コロナ患者の診察に際してはサージカルマスクを装着し、手指消毒を励行することが奨励され、一般外来でのクラスターは見られていない。帰国者・接触者外来においてもその診察、検査に際してはＰＰＥの装着が義務付けられており、院内クラスターは見られていない。加えて唾液によるＰＣＲ検査、抗原検査も行えるようになったため、一般外来での診断が容易に行えるようになってきた。現在は行政検査の契約を締結（以下、行政検査受託医療機関とする）すれば一般外来でのCOVID-19の診断は行えるようになっている。また行政検査受託医療機関にはＰＰＥの支給はなされるし、唾液検査ならサージカルマスクと手袋、手指洗浄の励行だけで十分対応できる。

このような現状分析のうえに立った、今後の県医師会の対応方針について下記のごとく提案している。

- 第1波の対応に対する検討から見えてくるのは入り口部分の重要性である。すなわち初期診療体制の確立が第2波に向けての第一の課題である。第2波の襲来に備え、あるいは第2波の襲来を防ぐために帰国者・接触者外来、地域外来・検査センター、行政検査受託医療機関における検査能力を向上させておく必要がある。
- 第1波で混乱を極めた発熱患者に対する初期対応についても体制を整備しておく必要がある。帰国者・接触者相談センターに頼るのではなく、すべての医療機関はかかり付けの患者さんに対しては対応すべきである。どうしても診察ができない医療機関でも他の医療機関を紹介するネットワークを準備して電話対応まではするべきと考える。第2波がインフルエンザと重なった場合、多くの発熱患者が受診することが予測される。そのため発熱患者を診られる外来を極力増やしておくことが必要である。また医師会は協力できる医療機関をリストアップし把握しておくことが必要であり、その診療体制についてのガイドラインを示しておく必要がある。一般外来（夜間休日救急外来も含む)、行政検査受託医療機関、地域外来・検査センター、発熱外来、渡航者・接触者外来が緊密な連絡のもとそれぞれの力を発揮して前回の轍を踏まぬようにしなくてはならない。

- そのため郡市医師会は休日急患診療所の発熱者に対する診療体制を確立しておく必要がある。また一般診療所での協力が不十分な地域では発熱患者の受け入れのために地域外来の機能強化にも努め、必要に応じ発熱外来の設置も検討しておく必要がある。

神奈川モデルの入り口部分の確立を求める提案であり、次のような具体策を提案した。

医療提供体制・PCR検査体制整備

- PCR検査・抗原検査の均てん化:できるだけ早い時期に、多くの医療機関に神奈川県との行政検査の集合契約をしていただく。
- 診療所においては原則、時間・動線を分け、一般患者への感染拡大を防止する。少なくとも診察室は別にする。場合によっては遠隔診療を活用する。
- 病院の救急外来では全症例をCOVID-19疑似症患者として標準予防策を取って診療を行い、医師の判断において可能な限り全救急搬送症例にPCR検査、もしくは抗原検査等の迅速検査を行う。
- 偽陰性対策として胸部レントゲン・CT等画像診断も合わせて行うことを考慮。COVID-19と熱中症との鑑別診断が注目されているので活用する。

以下は省略するが、答申では続いて発熱外来の基本構造、正しい感染予防の方法、診断手順、インフルエンザとの同時流行に対する対処方法等、実際に即した詳細な解説が加えられている。

神奈川県医師会ではこの答申を受けて9月17日「新型コロナウイルス感染症における次なる流行への対応について」を策定し、会員に方針を示すとともに、県と協議しその実現に向けて努力を重ね、発熱診療等医療機関の設置につなげることができた。

これをもって神奈川モデルの入り口部分が完成したのである。

COLUMN

公衆衛生委員会の委員の先生方には感染が始まった当初から頻回に開かれた委員会にご参加いただいた。

委員会で提示されたコロナに関する情報を所属する郡市の医師会に伝達をしていただき、また地域での情報を委員会でご報告いただいた。地域での問題を提起し、その対策に関する要望もいただいた。

公衆衛生委員会委員自身が郡市医師会で医師会長のもとSARS-COV-2との戦いを指揮する担当理事でもあった。

まさに〝コロナと戦った戦士たち〟であり、ともに3年間戦った同士でもある。

この場を借りてあらためて感謝の意を表したい。

XVIII

2023年5月以降

コロナ以前の日常生活が戻りつつある

2023年5月8日にコロナが5類感染症に変更されて1年が過ぎた。経済活動が復活し、様々な行事も復活して人々の交流も元に戻ってきている。

新型コロナウイルスに対する制度は変わったが、現場では相変わらず感冒症状を有する患者の診療形態としての発熱外来は継続されコロナ患者の発生も相変わらず続いており、当院にも週に4、5人のコロナ患者さんが受診している。

当初心配された風邪症状の患者さんが一般診療に入り込むことや、診療の遅延に不満を漏らすことはなく、今もこれまでと同様に発熱外来の受診形態を守ってくださっている。

コロナの症状も大きく変わってきた。発熱のないコロナ患者が半数近くあり、のどの痛みだけ、咳だけといった軽症の患者も多く見受けられるようになってきている。

COVID-19の流行は相変わらず続いているが、コロナとともに生きる生活が定着してきたのを実感する今日この頃である。

2023年の冬は4年ぶりにインフルエンザの流行が見られた。2019年の冬から2022年の冬までの3年間はインフルエンザの流行は見られなかった。2023年冬にコロナが5類に変わったのを見透かすように再び流行が始まったというのはどういうことであろうか。他の鳴りを潜めていた感染症も2023年末から増加してきており、この3年間はマスクの着用と手洗い、ソーシャルディスタンスの遵守が徹底されたからというのがその理由に挙げられている。

街角でマスクを着けている人の数は半数以下に減り、人々の交流も盛んになっている。

COLUMN

今この原稿を書いている2024年7月は新しい変異株の流行が始まり、コロナ患者は全国的に増加してきている。当院の発熱外来でもコロナ患者は倍増しており、新しい波が始まったことを実感している。今年の冬もインフルエンザの流行は起こるであろう。コロナとの同時流行が起こらないように、インフルエンザの予防接種で忙しくなる前に、かかり付けの患者さんには追加のコロナの予防接種を勧めておく必要があるだろうと考えているところである。

エピローグ

SARS-COV-2は我々にとって未知のウイルスであり、今回の事態は全く予期せぬ出来事であった。しかし新興感染症による世界的な感染爆発はいつか起こるものとして覚悟はしていたことである。

高病原性の新型鳥インフルエンザウイルス（H5N1）は欧米をはじめ日本でもニワトリでの大規模な流行を見ている。幸いにして今はトリ・トリ感染の状況であるが、東南アジアでは時々トリ・ヒト感染を起こして死亡者も出ている。遺伝子変化によってヒト・ヒト感染を引き起こすウイルスがいつ出現するか予断を許さない状況は今も続いているのである。

百年前に世界中に蔓延したスペイン風邪では多くの死者を出し、医師の死亡者も多かったと聞いている。

現在は、新型インフルエンザのワクチンはすでに開発されており、いざ流行が見られた時は医療関係者への優先接種を行うための登録も進んでいる。しかし実際に新型インフルエンザが流行した時、一体どのくらいの医師が現場に残り、その診療にあたってくれるかは未知数である。特に開業医は高齢の医師が多く、毎年廃業する先生も多いのが実情である。

相模原市の医師会長であった時、新興感染症の流行に際し、どのように診療体制を構築し、維持するかという課題はいつも私の頭から離れないものであった。一体、その時どのくらいの医師が残って、新興感染症に立ち向かってくれるであろうか？皆を同じ方向に向かわせる方法はあるのか？等々である。

しかし、今度の新型コロナウイルスの流行に際し、それが全くの杞憂に過ぎなかったことがわかった。

神奈川県ではほとんどの医師が現場に踏みとどまり診療を維持してくれたし、積極的に医師会の事業に参画し、献身的にコロナ患者の診断と治療、在宅での健康管理に協力してくれた。

私自身も70過ぎの高齢者で、喘息持ちで吸入器が手放せない状況で、酸素飽和度はルームエアーで94％しかない。もし感染すれば、即入院の対象となる。悪くすれば死亡の可能性もあると覚悟したが、不思議と恐怖心は感じなかった。

医師となって40年余、多くの死と向き合ってきた。多くの患者さんが救いを求めている中で、今回だけ死の圏外に身を置くという選択肢はなかった。

気取って言っているわけではない。〝医師としての義務感〟、それが今回のコロナ禍に際し、それに立ち向かった医師たちの共通した思いであったろうし、我々を動かしていたエネルギーのもとであったろうと信じている。

今なおコロナの流行は続いており、2024年の冬はインフルエンザの流行も予想されている。インフルエンザ、コロナの定期予防接種も間もなく始まる。以前のように命を懸けるという悲壮感はなくなったが、コロナとの我々の戦いはまだまだ続く。

本著が今後の皆様のコロナへの付き合い方、また新たに遭遇するかもしれない新興感染症への何かの参考になれば幸いである。

最後に神奈川県医師会会長菊岡正和先生はじめ医師会役員の先生方、取材に快く応じてくださり、種々のご助言をいただいた、相模原協同病院前院長井關治和先生、国立病院機構相模原病院院長安達献先生、相模原市保健所前所長鈴木仁一先生、相模原市医師会会長細田稔先生をはじめとした皆様に深く感謝いたします。

また、様々な資料提供とご指導をいただいた神奈川県医師会健康医療課副主幹福本健太郎様、また出版にあたってお世話になった幻冬舎上島秀幸様はじめ編集部の皆様に深く感謝いたします。

〈著者紹介〉
竹村克二（たけむら かつじ）
1949 年生まれ　長野県飯田市出身
1975 年　東京医科歯科大学（現東京科学大学）
医学部卒業
東京医科歯科大学第 1 外科学教室入局
1992 年　竹村クリニック院長
2025 年　旭日双光章叙勲
相模原市医師会理事、相模原市医師会会長、神奈川県医師会副会長を経て、現在、医療法人寿慶会竹村クリニック理事、相模原市医師会顧問、神奈川県医師会顧問

かながわコロナ戦記《せんき》
未知《みち》のウイルスSARS-COV-2と戦《たたか》った
41か月《げつ》の轍跡《てっせき》

2025年3月24日　第1刷発行

著　者　　竹村克二
発行人　　久保田貴幸

発行元　　株式会社 幻冬舎メディアコンサルティング
〒151-0051　東京都渋谷区千駄ヶ谷4-9-7
電話　03-5411-6440（編集）

発売元　　株式会社 幻冬舎
〒151-0051　東京都渋谷区千駄ヶ谷4-9-7
電話　03-5411-6222（営業）

印刷・製本　中央精版印刷株式会社
装　丁　　野口萌

検印廃止

Printed in Japan
ISBN 978-4-344-69208-4 C0095
幻冬舎メディアコンサルティングＨＰ
https://www.gentosha-mc.com/